\もう悩まない！/

時代が求める接着臨床

編集委員
柵木寿男（日本歯科大学生命歯学部　接着歯科学講座）
小峰 太（日本大学歯学部　歯科補綴学第Ⅲ講座）

刊行にあたって

　接着歯学の分野では、日本発信の優れた材料が世界をリードしています。しかし一方で、保存・補綴臨床の多様化により、各社からさまざまな接着材料が販売されており、適応症の見極めが予後を大きく左右することもあります。各製品にはそれぞれに特徴があり、臨床現場でその選択に迷う先生も多いのではないでしょうか。

　本増刊号では、現時点での接着材料を整理するとともに、それぞれの適応症や臨床応用のポイントを紹介しています。また、今後増えゆくCAD/CAM修復等々、日常臨床で頻繁に遭遇する「接着」の基本から最新情報までを幅広く網羅した一冊となるよう企画いたしました。

　本増刊号が、一般臨床医にとって、スキルアップの一助となれば幸いです。

2018年6月
編集委員一同

CONTENTS

もう悩まない！
時代が求める
接着臨床

刊行にあたって 5

第1章　接着歯学の現状

1 いままでといま、そしてこれから
柵木寿男　日本歯科大学生命歯学部　接着歯科学講座 10

2 接着材料の種類と用途
小峰 太　日本大学歯学部　歯科補綴学第Ⅲ講座 14

第2章　保存関連の接着

1 小児のシーラント処置
中村光一　北海道大学大学院歯学研究院　口腔機能学分野　小児・障害者歯科学教室 20

2 成人のエナメル質の微細亀裂（エナメルクラック）に対する管理——エナメルコーティング
吉川一志・古澤一範・山本一世　大阪歯科大学　歯科保存学講座 26

3 根面う蝕
柵木寿男　日本歯科大学生命歯学部　接着歯科学講座
山瀬 勝　日本歯科大学附属病院　総合診療科 33

4 歯の破折
眞坂こづえ・米田 哲・眞坂信夫　東京都・眞坂歯科医院 40

5 レジンコーティング
前野雅彦　日本歯科大学生命歯学部　接着歯科学講座 46

6 ダイレクト修復がうまくなりたい——成功のための臨床ステップ
保坂啓一　東京医科歯科大学大学院　医歯学総合研究科　口腔機能再構築学講座　う蝕制御学分野 52

第3章　補綴関連の接着

1 ラミネートベニア
北原信也　東京都・TEAM 東京　ノブレストラティブデンタルオフィス 60

2 金属冠、接着ブリッジ
南 弘之　鹿児島大学学術研究院医歯学域歯学系　大学院医歯学総合研究科
先進治療科学専攻　顎顔面機能再建学講座　咬合機能補綴学分野 69

3 レジンブロックへの接着
峯 篤史・矢谷博文　大阪大学大学院歯学研究科　口腔科学専攻　顎口腔機能再建学講座　クラウンブリッジ補綴学分野 76

4 シリカ系セラミックス——インレー・クラウン・ラミネートベニア
大谷一紀　東京都・大谷歯科クリニック 83

5 ファイバーポストレジンコア
天川由美子　東京都・天川デンタルオフィス外苑前 88

6 仮着材残留による接着への影響と仮着材の除去法
——間接修復（プロビジョナルレストレーション）
山﨑 治　東京都・原宿デンタルオフィス 92

7 ジルコニア

猪越正直　東京医科歯科大学大学院　医歯学総合研究科　高齢者歯科学分野 ·········· 104

8 インプラント上部構造の製作における接着

伏木亮祐　日本大学歯学部　歯科補綴学第Ⅲ講座
三輪武人　協和デンタル・ラボラトリー ······················· 110

第4章　リペア法　トラブル対応症例

1 義歯

川口智弘　福岡歯科大学　咬合修復学講座　有床義歯学分野 ··············· 118

2 コンポジットレジン

須崎 明　愛知県・ぱんだ歯科 ··································· 122

3 セラミック

三浦賞子　東北大学大学院歯学研究科　分子・再生歯科補綴学分野 ············ 126

4 前装冠

田上直美　長崎大学病院　特殊歯科総合治療部 ····················· 130

第5章　臨床のヒント

1 ボンド層の厚みがコンポジットレジン修復に及ぼす影響
——厚みをコントロールするには

高見澤俊樹　日本大学歯学部　保存学教室修復学講座 ·················· 134

2 接着阻害因子

二瓶智太郎　神奈川歯科大学　大学院歯学研究科　口腔科学講座　クリニカル・バイオマテリアル学分野 ····· 137

3 余剰セメントを取り残さないために

松本和久　北海道・松本デンタルオフィス ························· 140

4 補綴装置除去時の注意点

小泉寛恭　日本大学歯学部　歯科理工学講座 ······················ 142

5 在庫管理法

新谷明一 [1,2]・新妻瑛紀 [1]・白鳥沙久良 [1]
1）日本歯科大学生命歯学部　歯科補綴学第2講座
2）Department of Prosthetic Dentistry and Biomaterials Science, Institute of Dentistry, University of Turku ·· 144

6 セット後の口腔保持時間

髙垣智博　東京医科歯科大学大学院　医歯学総合研究科　口腔機能再構築学講座　う蝕制御学分野 ·········· 151

7 歯冠補綴治療において接着が成功するための歯科技工士とのコミュニケーション

小峰 太　日本大学歯学部　歯科補綴学第Ⅲ講座 ···················· 154

巻末企画

私のオススメ「逸品」紹介 ··································· 158

---

column1　今後増えゆく CAD/CAM 冠への対応

野本俊太郎　東京歯科大学　クラウンブリッジ補綴学講座 ················ 116

column2　口腔内スキャナー活用法

中村昇司　東京都・八重洲歯科診療所 ·························· 157

ブックデザイン：キウイ商事

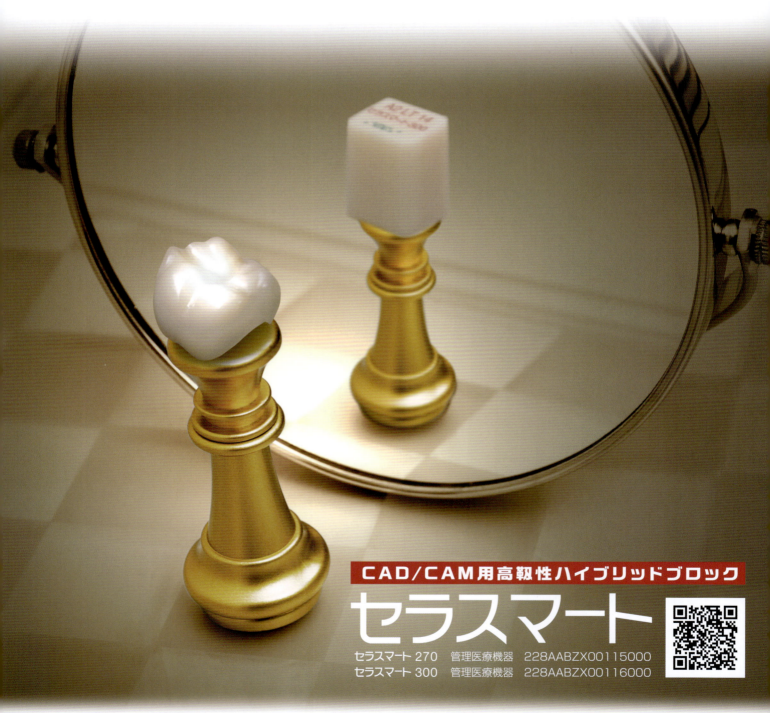

第1章

接着歯学の現状

第1章 接着歯学の現状

1 いままでといま、そしてこれから

柵木寿男 Toshio MASEKI
日本歯科大学生命歯学部　接着歯科学講座

🌱 いままでの接着

　修復材料と歯質とを一体化させる技術である接着歯科は、いまや日常臨床において頻繁に実施するルーティンとなっている。保存・補綴・矯正歯科・小児歯科などのさまざまな分野において、読者諸氏も歯科医師として臨床に携わっている年月と同じ年月にわたって、その恩恵に与っていることであろう。

　ここまで一般的な技術となったのには先人たちの弛まぬ努力があり、その発端は1950年代に遡ることができる。アクリリックレジン充填材であるSevriton（Amalgamated Dent Trade, イギリス）は、レジン粉末と液から構成されていたが、それらに加えて、酸性の「Adhesive」をシステム化していた。これを用いて、フィラーの効果的配合と接着性の獲得によってアクリリックレジンの重合収縮による影響の危険性を減少させることが可能になるという報告[1]もなされており、いわばセルフエッチングプライマーあるいはオールインワンアドヒーシブの草分けといえよう。

　しかし、筆者がまだ若手医局員のころの1990年代前半、コンポジットレジン修復は歯髄障害を惹起する危険が高く、覆髄裏層が必須であるという流れがあった。Brännströmらが、コンポジットレジン修復時の歯髄障害は、辺縁漏洩に基づく細菌侵入が原因であると、1970年代にすでに報告していた[2]。それにもかかわらず、「君たち修復屋さんのおかげで、根管治療が楽になった」、すなわち歯髄失活により麻酔抜髄が不要になったと、逆説的に揶揄されることが時折あったように覚えている。一般臨床家の先生が、接着性レジンを含めた歯質接着自体を信用していなかったという、いわば接着歯科の黒い歴史が存在していたのである。

　無論、年月が経ってからはエビデンス構築がなされて、現在に至っている。たとえば、セルフエッチングシステムを使用してコンポジットレジン修復を行った症例において、10年の経過観察の間に、歯髄障害が1例も生じていなかったというAkimotoらの報告[3]のように、コンポジットレジンやレジン接着システム自体が歯髄障害を惹起させるわけではないことが定説となってきたわけである。

　技術や材料自体も進化し、接着対象はエナメル質や象牙質あるいはコンポジットレジンのみならず、金属、セラミックなど多岐にわたっている。また、その実現手段たる接着材料は、レジン接着システムおよび接着性レジンセメント、さらにそれらを支える各種プライマーなど、1年を通じて新製品が発売されない年はありえない状況となっている。

🌱 いまの接着

　学部教育における臨床実習へのスタートラインである共用試験実施評価機構による歯学系OSCE（客観的臨床能力試験）では、基本的臨床技能系

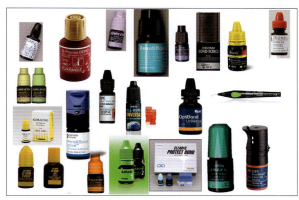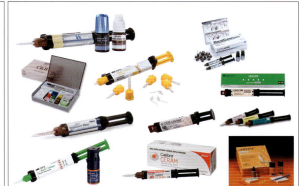

図❶　臨床上不可欠な接着性材料の数々

の12課題中にレジン充塡が含まれている。歯学部4年生あるいは5年生の受験生は、顎模型相手ではあるが、評価者を目前にして接着操作を行う実技試験合格が、進級ならびに臨床実習参加への必須要件となっている。

一方、歯科臨床へのスタートラインである歯科医師国家試験に目を向けてみれば、過去21年間アマルガム修復に関する出題は皆無である。近年の関連出題は、アマルガム修復を実施するのではなく、口腔内における既存アマルガム修復物を除去する際の留意点を問うものであった。また、近々の過去2年間においてはメタルインレー関連の出題が1問もなされておらず、最も近年の関連出題は、メタルインレー修復法それ自体ではなく、鋳造欠陥についての問題であった。

さらに、2018年2月に実施された最新の第111回歯科医師国家試験では、接着歯科学関連は全360問中、約16問という出題数であった。これらのように、少なくとも接着歯科学の習得は、歯科医師国家試験合格への必須課題のひとつとなっているといえる。

前述のように、歯科臨床に接着が活かされるようになり、さらに修復自体も変化を遂げている。コンポジットレジン直接修復、コンポジットレジンインレー、ラミネートベニア、ファイバーポスト併用レジンコア、CAD/CAM冠、オールセラミッククラウン、高強度硬質レジンブリッジ……など、これらは技術・材料の進化に基づいて生まれてきた治療法であり、かつ接着技術の裏づけがあって、初めて成り立つ治療法である。

さらに、ある種の材料には接着が容易だが、別種の材料には困難な場合があるような、いわゆる被着体・材料の「相性問題」も少なくなってきており、これは接着材料の高い汎用性獲得に起因している。

このように、現在では症例に応じて修復材料・接着材料・修復法を幅広く組み合わせていくことが可能となっており、治療にかかわる選択肢が増えていくことは、術者のみならず患者にも福音となっているといえる。

図2は20歳の男性で、前歯部の審美不良を主訴として来院した。典型的なテトラサイクリンによる歯の変色症で、空隙歯列を伴っている。幼少期に心疾患で長期入院の既往があり、現在は受験浪人後大学に合格したばかりというが、やはり年齢的にも異性の目が気になるとのことである。もちろん、全顎の歯列矯正とホワイトニングという選択も考えられよう。しかし、治療期間に対する患者さんの希望、あるいはFeinmanの分類で第3度と認められる縞模様を有する変色であることを考慮し、相談の結果、図3のように2+2の4歯にケイ酸リチウム含有ガラスセラミックスを用い

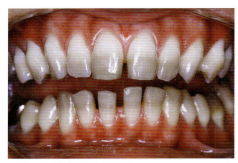
図❷ 空隙歯列を有するテトラサイクリン変色症である

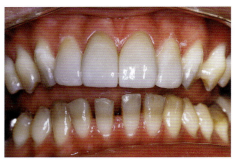
図❸ 2┼2へのラミネートベニア修復を行った

たラミネートベニア修復を行った。本症例は、接着という技術がなければ対応が叶わず、まさに接着歯科による恩恵の賜物であろう。

それにもかかわらず、いまだ現代においても種々の臨床トラブルは存在している。図4は、下顎小臼歯の咬合痛を主訴として来院し、垂直破折の診断により抜歯した例である。メタルコアと歯根との一体化が損なわれて破折を惹起したものと考えられるが、破折歯根の断面を見ると、ポスト形成は歯根長4/5程度の深さであった。また、舌側部と思われる部位には抵抗形態も付与されているようで、術者の心配りもうかがえる。合着用セメントが性能を維持できていれば、破折および抜歯には至らなかったケースではないだろうか？

また、図5は上顎小臼歯にコンポジットレジンインレーを装着し、約10年が経過したものの、一過性の冷水痛を主訴として来院した例である。MODの窩洞形成デザインや装着後の咬合調整などにも問題を感じるが、結果として辺縁破折と辺縁漏洩が疑われ、材料と症例の選択にも一考の余地があるとみなされる。

あるいは他に目を向ければ、2014年より健康保険に導入されたCAD/CAM冠のように、経過観察による装着後6～24ヵ月という期間で、脱離症例が約4～9％認められたという報告もある[4～6]。これらからも、「誰もが行いつつも、決して誰もがつねにできているわけではない」のが、現代の接着歯科の実状となっている。

これからの接着

もちろん、「どんなものでもくっついて、しかも取れない」ことがひとつの理想形・完成形であろうが、実際は困難であることは想像に難くない。以前、とある企業に所属している歯科材料研究開発者の方に、歯科における接着がいかに難しいかを尋ねたことがある。どのようなことが難しいのかというと、「短時間で硬化し、口腔内という過酷な環境下、すなわち絶え間なく唾液で濡れている状態で、温度負荷や咬合力も加えられつつ長期間機能することが要求され、しかもすべて人体に無害な材料で成し遂げなければいけない」という点である。したがって、他分野の材料とは比較にならないほど困難な条件をクリアしなければならないのが、歯科における接着の必須条件だというのである。

このように、高度な技術で開発された材料を生かすも殺すも術者次第なことも事実である。もちろん、本書における筆者以外の執筆陣は接着歯科に関する凄腕のもち主ばかりであり、その技術の発露の結果によって実現した、すばらしい症例の数々をおもちである。しかし、技術の目指すところは本来汎用化・標準化であり、職歴数十年の熟

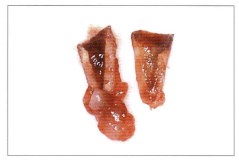

図❹　下顎小臼歯の垂直破折症例である

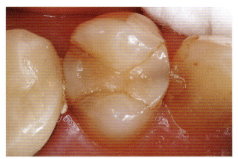

図❺　コンポジットレジンインレー装着後、約10年が経過した症例

練工の調整によってのみ初めて機能する機器や、一子相伝あるいは口伝によってのみ伝承される技術では困りものである。したがって、卒直後の臨床研修医からベテランまで、誰が使用しても高い性能を発揮し、かつ長期的予後が良好なことが、術者のみならず何より患者さん本位の歯科医療の提供といえる。

　一方、「必要に応じて、容易にくっついたり取れたりできる」というのも、別の意味合いで接着歯科の理想型・完成形のひとつではないだろうか。そのような脱着が容易な材料があれば、たとえばブリッジ装着後のメインテナンス時、また歯列矯正時のブラケット装着などにも威力を発揮できよう。あるいは口腔粘膜への応用も可能になれば、現状の義歯安定材に代わって、安定した義歯装着感が得られるようになるかもしれない。これらは決して絵空事ではなく、実際にKajimotoら[7]によって導電することで除去が可能となる歯科用セメントの研究もなされており、今後に期待したい。

　新規技術が開発され、それに伴い新たな治療法も見出されて、より選択肢の幅が広がっていくことが望ましい。そのためには、歯科だけでの研究開発に留まらず、他分野からの技術移転も考慮すべきであるし、何より術者たる私たちも日々の「学び」が必要となっていくことを忘れてはならない。

【参考文献】
1) Paffenbarger GC, Nelson RJ, Sweeney WT: Direct and indirect filling resins : a review of some physical and chemical properties. JADA, 47: 516-523, 1953.
2) Brännström M, Nordenvall KJ: Bacterial penetration, pulpal reaction and inner surface of Consice Enamel Bond. composite fillings in etched and unetched cavities. J Dent Res, 57: 3-10, 1978.
3) Akimoto N, Takamizu M, Momoi Y: 10-year clinical evaluation of a self-etching adhesive system. Oper Dent, 32: 3-10, 2007.
4) 末瀬一彦：保健診療に導入された「CAD/CAM冠」の初期経過に関する調査研究．日本デジタル歯科学会誌，5：85-93，2015.
5) 新谷明一, 三浦賞子, 小泉寛恭, 疋田一洋, 峯 篤史：CAD/CAM冠の現状と将来展望．日補綴会誌，9：1-15, 2017.
6) 山瀬 勝，曽布川裕介，石田鉄光，岡田智雄：CAD/CAMレジンクラウンの2年間の臨床経過観察．日補綴会誌，9：137-144，2017.
7) Kajimoto N, Takegawa E, Sekine K, Hamada K: Development of an electrically-debondable smart dental cement, Thermec' 2016. Graz, abstract book, 2016: 275.

第1章 接着歯学の現状

2 接着材料の種類と用途

小峰 太 *Futoshi KOMINE*
日本大学歯学部　歯科補綴学第Ⅲ講座

装着材料の種類と用途

　クラウン、ブリッジなどの歯冠補綴装置を支台歯に装着するには、それらを結合させる装着材料が必要である。歯科医師は、その装着材料を症例ごとに適切に選択、使用することが求められる。装着材料の一覧を表1に示す。いわゆる、従来型の歯科用セメント（リン酸亜鉛セメント、カルボキシレートセメント、グラスアイオノマーセメント、レジン添加型グラスアイオノマーセメント）は、全部金属冠、レジン前装冠、陶材焼付金属冠などの装着に使用されている。これらのなかで、リン酸亜鉛セメント以外は化学的な結合が期待できるため、接着性を有するセメントといえる。しかしながら、レジン接着が可能なレジン系装着材料に比較すると、格段に接着強度が劣る。そのため、従来型の歯科用セメントでの支台歯への装着は、「合着」という言葉で称される。一方、レジン系装着材料での装着は、「接着」と表現される。

　そこで、本項においては、「接着」を主目的とするレジン系装着材料の種類、用途、臨床使用上の注意点などを整理して提示する。

レジン系装着材料の種類

　レジン系装着材料は、使用する基材のレジンにより、MMAレジン（4-META/MMA-TBBレジン）とコンポジットレジンに分類される（表1）。MMAレジン系装着材料は、粉末の主成分はポリメチルメタクリレート（PMMA）、液はメチルメタクリレート（MMA）で、キャタリストで重合開始剤としてトリ-n-ブチルボラン（TBB）である。接着性モノマーである4-META（4- methacryloyloxyethy trimellitate anhydride）により、歯質との接着が強固になる。なお、重合方式は化学重合型である。

　一方、コンポジットレジン系装着材料は、フィラーを含有しているため、MMAレジン系装着材料と比べて、材料自体の機械的性質が優れている。フッ化物徐放性や歯質強化作用をもつレジンも使用されている。多くのコンポジットレジン系装着材料は、2種類のペーストを混和して使用する。また、重合方式は化学重合型、光重合型およびデュアルキュア型である。

　レジン系装着材料には、粉末タイプとペーストタイプがある。粉末タイプは、粉末の状態であるため、重合開始剤をモノマーと分離可能であり、材料の保存安定性が確保できる。<u>粉末タイプは液と練和する前に装着材料の色調確認が難しく、メタルフリー修復部の装着には不向き</u>である。一方、ペーストタイプのレジン系装着材料では、ペースト内に接着性モノマーが含まれていない場合は、材料の保存安定性に優れている。その反面、装着材料に接着性モノマーが含まれないため、接着の対象となる材料（金属、セラミックス、レジン系材料など）の種類に合ったプライマーを併用する必要がある。一般的に、1ペーストタイプの装着

表❶ 装着材料の種類と組成、装着機構

	種類	組成	装着機構
歯科用セメント	リン酸亜鉛セメント	粉末：酸化亜鉛 液：正リン酸水溶液	機械的嵌合力
	カルボキシレートセメント	粉末：酸化亜鉛 液：ポリアクリル酸、イタコン酸	キレート結合
	グラスアイオノマーセメント	粉末：アルミノシリケートガラス 液：ポリアクリル酸、イタコン酸	
	レジン添加型グラスアイオノマーセメント	粉末：アルミノシリケートガラス 液：ポリアクリル酸、HEMA	
レジン系装着材料	MMAレジン	粉末：PMMA 液：MMA キャタリスト：TBB、TBB-O	接着性モノマーによる化学的結合（接着）
	コンポジットレジン	ペーストタイプ 無機質フィラー、Bis-GMA、酸性機能性モノマー、重合開始剤	

材料は光重合型が多く、2ペーストタイプでは、デュアルキュア型のレジンが使用されている。

最近では、装着材料内に機能性モノマーを含むコンポジットレジン系装着材料であるセルフアドヒーシブレジン系装着材料が広く臨床応用されている（表2）。そのため、接着の対象となる材料に対する前処理（プライマー処理）が不要となり、臨床術式が簡便で、臨床術式におけるテクニカルエラーが生じにくいといわれている。

現在市販されているセルフアドヒーシブレジン系装着材料は、おもに2ペーストタイプであり、オートミックス（自動練和）式とハンドミックス（手動練和）式がある。プライマーを併用するコンポジットレジン系装着材料と比較すると、操作を行う際の環境条件や術者依存性による影響が少ないと報告されている[1]。

 レジン系装着材料の用途

レジン系装着材料は、歯冠補綴装置で使用される金属、セラミックス、レジン系材料など、ほとんどの材料に接着が可能である。各歯冠補綴装置に使用する装着材料を表3に示す。全部金属冠、レジン前装冠、陶材焼付金属冠、ジルコニアセラミッククラウンは、従来の歯科用セメントあるいはレジン系装着材料で装着可能である。一方で、レジン系装着材料の使用が必須なものは、レジンジャケット冠、CAD/CAMレジン冠、シリカ系セラミッククラウン、ラミネートベニア、接着ブリッジである。その理由（接着ブリッジ以外）としては、レジン、セラミック材料は機械的強度が不十分なため、咬合力などに耐えるためには、歯冠補綴装置をレジン系装着材料で接着し、支台歯と一体化を図る必要があるからである。

 各補綴装置の接着方法

支台歯に対するレジン系装着材料での接着については、エナメル質にはリン酸エッチング、象牙質には象牙質接着プライマーとボンディング材で処理をすることで、安定した接着を獲得できる。一方、金属、レジン、セラミック材料などは、その表面処理方法が接着状態を左右するため、注意が必要である。

歯冠補綴装置とレジン系装着材料を確実に接着させるには、補綴装置内面における微小機械的嵌合（micromechanical interlocking）と化学的結合（chemical bonding）を獲得することが必要で

表❷　代表的なレジン系装着材料

	商品名	組成	製造会社
レジン系装着材料	ジーセム リンクフォース	A ペースト：Bis-GMA、UDMA、DMA、重合開始剤、顔料 B ペースト：Bis-MEPP、UDMA、DMA、重合開始剤、過酸化ベンゾイル、BHT	ジーシー
	スーパーボンド C&B	モノマー液：MMA、4-META キャタリスト：トリ-n-ブチルホウ素部分酸化物 ポリマー：PMMA	サン メディカル
	パナビア® V5	A ペースト：Bis-GMA、TEGDMA、表面処理バリウムガラス、表面処理フルオロアルミノシリケート、シリカ系マイクロフィラー、化学重合開始剤、重合促進剤 B ペースト：Bis-GMA、表面処理バリウムガラス、表面処理アルミナ系マイクロフィラー、光重合触媒、重合促進剤、着色剤	クラレ ノリタケ デンタル
	バリオリンク エステティック	ウレタンジメタクリレート、バリウムガラス系フィラー、三フッ化イッテルビウム、重合開始剤、安定剤、着色剤	Ivoclar Vivadent
	マルチリンク オートミックス	ベースペースト：Bis-GMA、HEMA キャタリスト ペースト：Bis-GMA、UDMA、HEMA、三フッ化イッテルビウム	Ivoclar Vivadent
	リライエックス アルティメット	ベース ペースト：ガラス粉末、メタクリレート、重合開始剤 キャタリスト ペースト：ガラス粉末、メタクリレート、シリカ、重合開始剤	3M ESPE
セルフアドヒーシブレジン系装着材料	エヌ エックス スリー	メタクリレートエステルモノマー、重合促進剤、安定剤	Kerr
	スピードセム Plus	ベース ペースト：UDMA、TEGDMA、ポリエチレングリコールジメタメクリレート キャタリスト ペースト：ポリエチレングリコールジメタメクリレート、TEGDMA、UDMA、リン酸エステル系モノマー	Ivoclar Vivadent
	リライエックス 2 オートミックス	ベース ペースト：ガラス粉末、リン酸エステル系モノマー、TEGDMA、シリカ、重合開始剤 キャタリスト ペースト：ガラス粉末、メタクリレート、シリカ、重合開始剤	3M ESPE
	SA ルーティング プラス	A ペースト：MDP、Bis-GMA、TEGDMA、HEMA、表面処理バリウムガラス、表面処理シリカ系マイクロフィラー、光重合触媒、化学重合触媒、着色剤 B ペースト：メタクリル酸系モノマー、表面処理バリウムガラス、表面処理フッ化ナトリウム、重合促進剤、着色剤	クラレ ノリタケ デンタル
	SA セメント プラス オートミックス	A ペースト：MDP、Bis-GMA、表面処理バリウムガラス、表面処理シリカ系マイクロフィラー、光重合触媒、化学重合触媒、着色剤 B ペースト：メタクリル酸系モノマー、表面処理バリウムガラス、表面処理フッ化ナトリウム、重合促進剤、着色剤	クラレ ノリタケ デンタル

ある。それらを獲得するには、金属、レジン、セラミック材料は異なる組成であり、それぞれに適切な表面処理が重要となる。

1. CAD/CAM レジン冠

CAD/CAM 用レジンブロックから加工されるCAD/CAM レジン冠は、平成26年度から保険収載され、飛躍的に使用頻度が高くなっている。その一方で、装着後早期に CAD/CAM レジン冠の支台歯からの脱離の頻度が高いと報告されているため、慎重な接着操作が求められている[2]。

CAD/CAM レジン冠は、あらかじめ加工された CAD/CAM 用レジンブロックから切削加工されたもので、レジンジャケット冠に比較して大幅に物性が向上している。しかし、CAD/CAM レジン冠そのものの強度は不十分で、レジン系装着材料での装着が必須であり、かつ装着時の咬合調整は、補綴装置装着後に行うことが必要である。

CAD/CAM レジン冠の内面処理方法は、まず、微小機械的嵌合を得るために酸化アルミナ粒子（平均粒径50～110μm、圧力0.1～0.2MPa）を用いた

表❸　歯冠補綴装置に使用する装着材料

全部金属冠（ブリッジ含む） レジン前装冠（ブリッジ含む） 陶材焼付金属冠（ブリッジ含む） ジルコニアセラミッククラウン （ブリッジ含む）	歯科用セメント レジン系装着材料
レジンジャケット冠 レジン CAD/CAM 冠 シリカ系セラミッククラウン ラミネートベニア 接着ブリッジ	レジン系装着材料

表❹　CAD/CAM レジン冠の内面処理方法

①アルミナブラスト処理（平均粒径50〜110μm、圧力0.1〜0.2MPa）
②シラン処理

表❺　シリカ系セラミッククラウンに使用するレジン系装着材料

・複数の色調のペーストが必要
・試適用ペーストが必要

表❻　シリカ系セラミッククラウンの内面処理方法

①a）アルミナブラスト処理（平均粒径50〜110μm、圧力0.1〜0.2MPa） 　b）フッ化水素酸処理
②シラン処理

ブラスト（アルミナブラスト）処理を行う。なお、アルミナブラスト処理は補綴装置の試適後に行うのが基本であり、試適後のクラウン内面の汚染を除去する目的もある。その後、シラン処理を行い、レジン系装着材料で支台歯に装着する。シランには、1液性、2液性、3液性の製品がある。1液性のシランはステップが簡便で臨床での使用には有効であるが、シランの保存安定性に関して配慮する必要がある（**表4**）[3]。

2. シリカ系セラミッククラウンおよびポーセレンラミネートベニア

歯科用セラミック材料は成分構成の観点から、シリカ（SiO_2）を主成分とするシリカ系セラミックスと、それを主成分としないセラミックス（ジルコニアが代表的）に分類される。シリカ系セラミックスには、長石系陶材、リューサイト強化型セラミックス（IPS Empress CAD など）、二ケイ酸リチウム含有セラミックス（IPS e.max など）がある。また、ポーセレンラミネートベニアにはシリカ系セラミックス（とくに、長石系陶材）が使用される。

シリカ系セラミックスの物性は向上しているが、セラミック材料特有の脆性であり、セラミック材料単体では十分な機械的強度がない。そのため、

前述の CAD/CAM レジン冠と同様に、レジン系装着材料での支台歯への装着および装着後の咬合調整が必要となる。なお、一方ではシリカ系セラミックスは光透過性に優れるため、天然歯に近似した高い審美性を獲得できる材料である。また、高い光透過性を有するため、装着材料の色調も歯冠補綴装置の最終結果に影響を及ぼす。そのため、シリカ系セラミッククラウンのレジン系装着材料には、複数の色調をもつシステムが適しており、さらに、色調を確認するための試適用ペースト(トラインインペースト）が必要となる（**表5**）。

シリカ系セラミックスに対するレジン接着のプロトコールはほぼ確立されているため、それに従った接着操作を行えば、強固で安定した接着を獲得できる[4]。微小機械的嵌合力を発揮するために、アルミナブラスト処理（平均粒径50〜110μm、圧力0.1〜0.2MPa）、あるいはフッ化水素酸（HF）処理（60〜120秒）[5]を行う。HF 処理は、選択的にセラミック材料のガラスマトリックスを除去し、結晶構造が露出させる。なお、医薬用外毒物である HF の取り扱いには十分な注意が必要で、基本的には歯科技工室で使用する。化学的結合の獲得には、シラン処理を行う（**表6**）。

2　接着材料の種類と用途　　17

表❼ 貴金属を使用した接着ブリッジ支台装置の内面処理方法

①アルミナブラスト処理（平均粒径50μm、圧力0.4〜0.5MPa）
②有機硫黄化合物を含む機能性モノマー（VBATDT、MDDT、MTU-6など）含有金属接着プライマー処理

表❽ 非貴金属を使用した接着ブリッジ支台装置の内面処理方法

①アルミナブラスト処理（平均粒径50μm、圧力0.4〜0.5MPa）
②酸性機能性モノマーである疎水性リン酸エステル（MDP）、カルボン酸誘導体（4-META、MAC-10など）、ホスホン酸誘導体（MHPA）含有金属接着プライマー処理

表❾ ジルコニアセラミックを使用した接着ブリッジ支台装置の内面処理方法

①アルミナブラスト処理（平均粒径50〜110μm、圧力0.2MPa）
②酸性機能性モノマーである疎水性リン酸エステル系モノマー（MDP）含有プライマー処理

3．接着ブリッジ

接着ブリッジは、装着材料による支台歯との接着に維持を求めた歯冠補綴装置であるため、レジン系装着材料の使用が必須である。接着ブリッジには、おもに金属が使用されるが、近年ではジルコニアセラミックスも用いられるようになってきた[6]。そこで、金属とジルコニアセラミックスに対する装着方法を分けて記載する。

1）金属

金属支台装置内面に対してアルミナブラスト処理（平均粒径50μm、圧力0.4〜0.5MPa）を行い、微小機械的嵌合力を付与する。その後、化学的結合を得るために、金属接着プライマーで処理を行う。金属の組成により、有効なプライマーが異なる点に注意する。

貴金属合金に対しては、有機硫黄化合物を含む機能性モノマー（VBATDT、MDDT、MTU-6など）を含有した金属接着プライマーを使用する（表❼）。非貴金属合金に対しては、酸性機能性モノマーである疎水性リン酸エステル（MDP）、カルボン酸誘導体（4-META、MAC-10など）、ホスホン酸誘導体（MHPA）を含むプライマーが有効である（表❽）[7]。

2）ジルコニアセラミックス

ジルコニアセラミックスに対しては、アルミナブラスト処理（平均粒径50〜110μm、圧力0.2MPa）を行い、微小機械的嵌合を確保する。ジルコニアセラミックスはシリカをほとんど含んでいないため、シラン処理は有効でないが、金属酸化物であるため酸性機能性モノマー、とくに疎水性リン酸エステル系モノマー（MDP）が接着に効果的である。なお、酸性機能性モノマーを含んでいるセルフアドヒーシブレジン系装着材料を使用する場合は、そのプライマー処理を必要としない（表❾）。

まとめ

レジン系装着材料の発展により、適用可能な歯冠補綴装置が増えてきた。臨床において大切なことは、各症例に適した装着方法を理解し、確実に実施することである。

【参考文献】

1) 大河貴久, 小正聡, 藤野智子, 藤井孝政, 田中昌博, 川添堯彬：口腔内での接着操作における金銀パラジウム合金に対するセルフアドヒーシブセメントの接着性能の評価. 接着歯学, 28：53-60, 2010.
2) 新谷明一, 三浦賞子, 小泉寛恭, 疋田一洋, 峯篤史：CAD/CAM冠の現状と将来展望. 日本補綴歯科学会誌, 9：1-15, 2017.
3) 後藤治彦：1液性セラミックプライマーの保管が接着強さに及ぼす影響. 補綴誌, 52：107-116, 2008.
4) Blatz MB, Sadan A, Kern M: Resin-ceramic bonding; a review of the literature. J Prosthet Dent, 89: 268-274, 2003.
5) Chen JH, Matsumura H, Atsuta M: Effect of different etching periods on the bond strength of a composite resin to a machinable porcelain. J Dent, 26: 53-58, 1998.
6) Kern M, Passia N, Sasse M, Yazigi C: Ten-year outcome of zirconia ceramic cantilever resin-bonded fixed dental prostheses and the influence of the reasons for missing incisors. J Dent, 65: 51-55, 2017.
7) 小峰太, 松村英雄：歯冠修復物と固定性補綴装置の接着と合着. 日補綴会誌, 4：343-352, 2012.

第2章

保存関連の接着

第2章　保存関連の接着

1 小児のシーラント処置

中村光一 *Koichi NAKAMURA*
北海道大学大学院歯学研究院　口腔機能学分野　小児・障害者歯科学教室

小窩裂溝の形態は複雑で、自浄作用が働かないことに加えて清掃が困難であり、う蝕に罹患しやすい。ピットアンドフィッシャーシーラント（以下、シーラント）はう蝕の好発部位である臼歯部の咬合面小窩裂溝などを封鎖し、口腔内細菌の侵入、付着、増殖を抑制する（**図1**）。シーラントには、大きく分けてレジン系シーラントとグラスアイオノマーセメント系シーラントの2つがある。

適応症

実は、わが国には統一されたガイドラインは存在していない。ある教科書には、「う蝕は発生していないが、う蝕のリスクが極めて高いと予想される場合や、初期う蝕に適応する。萌出途上から萌出後約3～4年間までに行うのが効果的である」と記載され、また「部位としては乳臼歯と永久歯の小窩裂溝部または癒合歯の癒合部分や異常結節基底部とされており、ただし乳臼歯への小窩裂溝填塞は患児の協力度に左右される」と記載されている[1]。

また、別の教科書には、「う蝕に罹患しやすい臼歯部の小窩裂溝や舌盲孔を物理的に封鎖することによりう蝕を予防する。う蝕感受性の高い小窩裂溝を、予防填塞材で一時的に填塞し、う蝕誘発性の高い口腔内環境から遮断することによりう蝕を抑制する方法」と記載されている[2]。

さらに別の教科書では、「予防填塞が適応となるのは、う蝕になりやすそうな、またはう蝕にな

りかかっている小窩裂溝であり、すでにう蝕になっている場合は適応すべきではない」と記載されている[3]。

以上をまとめると、臼歯部の小窩裂溝など、部位についてはともかく、歯の状態、つまりは裂溝の深さや着色、初期う蝕の歯に行うかどうかについては意見が分かれるところと考えられる。今後さらなる研究が行われ、臨床医にとって有益なガイドラインの策定が望まれる。

なお、日本歯科保存学会では、永久歯エナメル質の初期う蝕に対しては、レジン系材料による封鎖ならびに高フッ化物徐放性グラスアイオノマーセメントの塗布は弱い推奨ながらも有効としている[4]。

ちなみに、2016年のADA（American Dental Association）のガイドライン[5]では、sound occlusal surfaces（健全な咬合面）と noncavitated carious lesions（う窩を形成していない初期う蝕）に適応とされている。

エビデンス

シーラントに関する研究は数多く行われているが、質の高いエビデンスとされているものはあまり多くない。本項では、広く知られているADAのガイドラインとコクランレビュー[6]を紹介する。

まず、前述した2016年のADAガイドラインでは、シーラントについて以下の3つのことが述べられている。

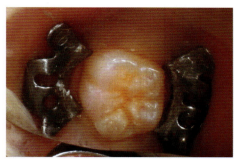
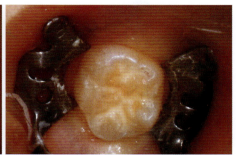

図❶　シーラント前後の 6̅。ラバーダム防湿を行い、過不足なく小窩裂溝を塡塞する

①シーラントが若年者の乳臼歯や永久歯に対して行われた場合には、シーラントをしなかった場合や、フッ化物バーニッシュを行った場合と比較してう蝕予防や抑制に有効である。
②う窩を形成していない初期う蝕にシーラントをすることによって、う蝕の進行を最小にする。
③エビデンスの不足により、どのタイプのシーラントが特別優れているかどうかを選択することはできない。

　また、2017年のコクランレビューでは、中程度のエビデンスとして、永久歯の臼歯部に対するレジン系シーラントは24ヵ月後のう蝕発生を予防するとしている。48ヵ月より長期の効果についてはエビデンスが不足しているとのことで、さらなる臨床研究が待たれる。グラスアイオノマーセメント系シーラントについてはエビデンスが不足していることから、有効性の判断ができないと記載されており、こちらについてもさらなる臨床研究が必要とされている。

　手順

1．レジン系シーラントの場合

1）ラバーダム装着
　ラバーダム防湿の重要性については後述する。

2）歯面清掃
　毛先が細くなっているポリッシングブラシを使用して機械的に清掃する。裂溝に汚れが残らないようにしっかりと清掃することが重要である。ポリッシングブラシのみでは、形態が複雑な裂溝深部を清掃することは困難であり、小窩裂溝清掃用のチップを使用して超音波スケーラーで清掃したり、次亜塩素酸ナトリウム液を使用して有機物を除去したりすることにより、裂溝をしっかりときれいにする。薬液の口腔内への漏出や口腔外への飛散に十分注意する。歯面処理材にも影響するので、歯面を清掃した後は水洗と乾燥を十分に行う。当然、使用したピンセットの先もしっかりと拭う。

3）歯面処理
　各材料に応じた歯面処理を行う。とくに封鎖したい裂溝深部を処理するために、探針を使用して可及的に歯面処理材を裂溝深部に入れる。

4）シーラント塡塞
　シーラントの流れがよいとはいっても裂溝の形態は複雑で、ただ流しただけでは最も封鎖したい裂溝底部が封鎖されないため、アプリケーターや探針を使用して押し込むようにして裂溝底部まで塡塞する。塡塞時に気泡が入らないように注意する。気泡が入ってしまった場合は探針で除去する。余剰部分のないように過不足なく塡塞する。余分なシーラントは小綿球などで吸い取るようにする。

5）光照射
　シーラントや光照射器に応じて、適切な時間光照射を行う。

6）未重合層の除去
　各材料の添付文書に従うが、アルコール綿球や水洗によって未重合層を除去する。

7）ラバーダムの除去、咬合状態の確認

咬合状態を確認し、必要であれば咬合調整を行う。

2．グラスアイオノマーセメント系シーラントの場合

1）ラバーダム装着

グラスアイオノマーセメント系シーラントについては、ラバーダム防湿が困難な萌出途中の歯にも適応ではあるが、できるかぎりラバーダム防湿を行う。不可能な場合はロールワッテを使用し、簡易防湿下でシーラントを行う。

2）歯面清掃

レジン系シーラントと同様に行う。

3）歯面処理

使用材料の添付文書に従って行う。

4）シーラント塡塞

練和したシーラントを探針やアプリケーターに取り、塡塞する。レジン系シーラントと同様に、裂溝底部までシーラントが塡塞されるように、また、気泡が入らないように注意する。簡易防湿の場合は、唾液に触れないように注意する。

5）光照射

光照射が必要なシーラント材の場合は行う。

6）バーニッシュ塗布

硬化後、感水防止のため、バーニッシュなどの防湿材を塗布する。

7）ラバーダムの除去、咬合状態の確認

咬合状態を確認し、必要であれば咬合調整を行う。

ラバーダム防湿

接着に関心のある読者の方々であれば、防湿の重要性は述べる必要はないと思うが、ラバーダム防湿は必須である。シーラントの添付文書にも、「使用上の注意として防湿が不十分な場合、歯質への接着に悪影響を及ぼし、脱落の原因となるので、ラバーダム装着による防湿を行うこと」と記載されている。

半萌出でラバーダム防湿がどうしてもできない場合で、なおかつシーラントをしなければう蝕になるリスクが高いと考えられる場合は、グラスアイオノマーセメント系シーラントを用いてシーラントを行う。教科書にも、「半萌出でラバーダム防湿ができない場合にレジン系シーラントは応用してはいけない」と記載されている。

また、グラスアイオノマーセメント系シーラントに関しても、基本的にはラバーダム防湿を用いて行うことが望ましい。防湿の問題を考慮して開発された、湿潤に寛容性のあるレジン系シーラントは、そうではないレジン系シーラントと比較してシーラントの保持率が高いことが報告されている[7]が、それでもラバーダム防湿をした場合の保持率には及ばず、ラバーダム防湿がどうしてもできない環境において有用であるとしている。その論文では、ラバーダム防湿を行わないレジン系シーラントの12ヵ月後の保持率は50％、湿潤に寛容性のあるレジン系シーラントでも72％の保持率であったとしている。この研究の対象は9歳児であり、さらに低年齢の小児は、唾液の量がかなり多いことに加えて、協力度も低下する。そのため、簡易防湿で完全な防湿を行うことは非常に難しく、唾液混じりのシーラントを行うのであれば、しないほうがよいと思われる。

シーラントの選択

前述したように、シーラントは大きく分けてレジン系シーラントとグラスアイオノマーセメント系シーラントの2つがある。ADAのガイドラインでは優劣をつけられないとされているが、一般的には萌出が完了した歯では、長期間の保持や耐摩耗性に優れるレジン系シーラントが勧められ、萌出途上の歯ではラバーダム防湿ができないので、グラスアイオノマーセメント系シーラントの使用が勧められている。

フッ化物イオンの放出については、もともとグラスアイオノマーセメント系シーラントが有している性能であったが、近年はフッ素徐放性のレジン系シーラントが多く発売されている。

萌出途中の歯にシーラントを行う場合は、グラスアイオノマーセメント系シーラントを使用し、萌出後、再度シーラントをする必要がある場合はレジン系シーラントを使用するのがよいと考えられる。ADAのガイドラインでは、「小窩裂溝のカリエスをマネージメントするために新しいシーラントが開発されているが、そのことが臨床家による材料の選択をさらに煩雑にしている」と指摘している。

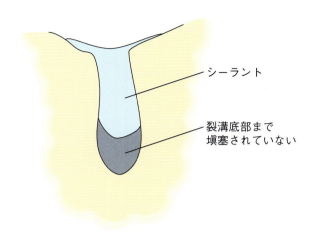

図❷　塗るようにシーラント処置を行うと、裂溝底部まで入らない

シーラントの接着

一般的に、レジン系シーラントは酸処理によって脱灰されて粗造となったエナメル質にレジンモノマーが浸透することにより、機械的嵌合力が発揮される。一方で、グラスアイオノマーセメント系シーラントは、おもに歯質由来のカルシウムとグラスアイオノマーセメント中に含まれるポリカルボン酸のカルボキシル基がイオン結合することによって化学的に結合する。

種々の研究で接着力が比較されているが、グラスアイオノマーセメント系シーラントと比較して、レジン系シーラントのほうが優れている[8〜10]。しかしながら、レジン系シーラントがエナメル質と接着するために必要な酸処理は、シーラントがおもな対象としている幼若永久歯ではエナメル質が未熟であり、萌出後成熟を考慮すると好ましいとはいえない。

近年では、レジン系シーラントでも、よりエナメル質の侵襲が少ないセルフエッチングにより接着するS-PRG（surface reaction-type pre-reacted glass-ionomer）フィラー含有のシーラントが使われるようになってきている。S-PRGフィラー含有シーラントは、初期う蝕（表層下脱灰）に対しても侵襲が少なく接着することが報告されている[9, 11]。

また、歯質に対してよりマイルドなコンディショナー処理はどうか、と考える方もいると思うが、コンディショナー処理ではレジン系シーラントは接着力が半分以下に低下し、グラスアイオノマーセメント系シーラントよりも低い接着力になることが報告されている[8]。

歯質へのダメージという観点からは、グラスアイオノマーセメント系シーラントが優れていることが考えられる。ラバーダム防湿が可能になり、より完全な防湿ができるようであれば、材料の耐久性や歯質に対する侵襲性を考慮して、S-PRGフィラー含有のレジン系シーラントが有効であろう。

シーラントの辺縁封鎖性

シーラントの目的は、小窩裂溝を封鎖し、細菌の侵入、付着、増殖を防ぐことであると前述した。つまりは、シーラントをすることにより、裂溝をしっかりと封鎖しなければならないのである。ただ塗るようにシーラント処置を行うと、**図2**のように裂溝底部まで塡塞されないので要注意である。

また、シーラントを行う際にエッチング処理を長くすると、それだけしっかりと接着すると考えられている方もいるようだが、それは間違いであるため、注意が必要である。実験的にも至適時間があることがわかっており[12]、製品ごとに時間を確認して歯面処理を行うべきである。

引用文献中では、エッチング時間が15秒または30秒の群が60秒の群と比較して辺縁封鎖性が有意に優れていたことを示している。エッチング時間の延長により、エナメル質表面の脱灰は進行するが、形態的な脱灰の強さとシーラントの辺縁封鎖性との間には単純な相関は認められないとしている。

シーラントからのフッ化物イオンの放出

フッ素がう蝕予防に有効であることは歯科界の常識であり、フッ素徐放性材料が多く開発されている。シーラントについてもそれは例外ではなく、グラスアイオノマーセメント系シーラントのみならず、レジン系シーラントからもフッ素徐放性材料が開発されている。しかしながら、フッ化物イオンの放出量はグラスアイオノマーセメント系シーラントには及ばない。

また、$in\ vitro$ の実験ではあるが、シーラント周囲のエナメル質再石灰化効果について、グラスアイオノマーセメント系シーラントが優れていることが報告されている[11]。シーラントの対象歯は、幼若永久歯や乳歯など、成熟したエナメル質と比較して脱灰しやすい状態にある場合が多く、とくにこのことを考慮したい。

シーラントが破折・脱落する原因

シーラントの予後不良例としては、破折、脱落、二次う蝕が挙げられる。それらの原因として、シーラント処置中の唾液の混入、填塞部の清掃不十分、シーラントへの気泡混入、咬合状態の不良が考えられる[3]。

それぞれの対応としては、唾液の混入を避けるためにも、原則ラバーダム防湿を行う。前述したように食物残渣やプラークは、ポリッシングブラシや超音波スケーラーを使用してしっかりと清掃する。気泡が混入した際は、探針などを用いて必ず除去する。咬合状態を確認し、シーラントが咬合干渉しないように調整する。以上の点について配慮し、予後不良例を減少させるべきである。

シーラント処置歯の予後とリスク

シーラントを長期的に観察すると、全部または部分的に脱落し、う蝕が発生していることがある。そして、そのことを心配して、シーラントはしないほうがよいのではという質問を受けたことがある。インターネットの情報を頼りに、心配する保護者からの質問を受けたことがある方もいると思うが、この点については研究がされており、シーラントの全部、もしくは部分的に脱落した歯は、シーラントをまったく行ってない歯と比較して、う蝕リスクは高くないことが報告されている[13]。だからといって、何もしないより適当に貼り付けるようなシーラントを行うことがよいわけではなく、ラバーダム防湿をきちんと行ったうえできちんとシーラントを填塞することが重要である。本書を読まれる方は接着に関心が高い方だと思われるので、釈迦に説法かもしれないが……。

シーラントの応用

シーラントは、小窩裂溝の封鎖への使用がおもな使用方法ではあるが、他にも用途がある。その1つとして、中心結節の保護がある。小臼歯にしばしば認められる中心結節は、萌出途中の早期接触によって破折することがある。当然、歯根は未完成であるため、破折した場合に行われる根管治療は奏効しにくく、急発して大学病院に紹介されることもある。このようなことを避けるためにも、中心結節に気づいたらすぐ周囲にシーラントを行

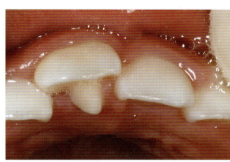 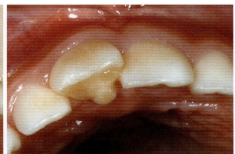

図❸　左：切歯結節。破折防止のために結節周囲をシーラントで保護。右：咬合調整しながら1年半経過した写真

い、破折しにくくする。
　似たようなケースで、基底結節が異常に発達している場合（切歯結節、棘突起）にも遭遇する。この場合も、基底結節が破折しないようにシーラントで保護しながら、歯列不正が悪化しないように徐々に削合していく（図3）。

おわりに

　シーラントはう蝕予防に効果的であることは間違いない。しかしながら、ただ単に塗るようなシーラントをするのではなく、歯の状態や患児の生活環境などを考慮したうえできちんと行っていただきたい。また、う蝕予防は単一の方法で行われるべきものではなく、多方面からの種々の方法を用いて総合的に行われるべきものであり、患者のう蝕リスクを把握したうえで、フッ化物の応用やブラッシング指導、生活指導などを合わせて行うべきである。シーラントをその一部分として、ぜひ有効活用していただきたい。

【参考文献】
1) 下岡正八，他：新小児歯科学 第3版．クインテッセンス出版，東京，2009：183-184.
2) 白川哲夫，他：小児歯科学 第5版．医歯薬出版，東京，2017：168，175-176.
3) 新谷誠康，他：小児歯科学ベーシックテキスト．永末書店，京都，2016：196-197.
4) 日本歯科保存学会（編）：う蝕治療ガイドライン 第2版．永末書店，京都，2015：32-51.
5) American Academy of Pediatric Dentistry and American Dental Association: Evidence-based clinical practice guideline for the use of pit-and-fissure sealants. Pediatr Dent, 38: 120-136, 2016.
6) Ahovuo-Saloranta A, et al.: Pit and fissure sealants for preventing dental decay in permanent teeth (Review). Cochrane Database Syst Rev, 4: CD010507, 2017.
7) Khatri SG, et al.: Retention of Moisture-tolerant and Conventional Resin-based Sealant in Six- to Nine-year-old Children. Pediatr Dent, 37: 366-370, 2015.
8) 松根健介，他：市販シーラント材の牛歯エナメル質表面への引張り接着強さの検討．小児歯誌，41：823-829，2003.
9) 島津貴咲，他：S-PRGフィラー含有シーラントのう蝕予防効果の検討．小児歯誌，51：347-352，2013.
10) 堀稔，他：各種小窩裂溝填塞材のエナメル質接着力．小児歯誌，39：980-985，2001.
11) Nakamura K, et al.: Effect of fluoride-releasing fissure sealants on enamel demineralization. Pediatr Dent J, 27: 56-64, 2017.
12) 森永珠紀，他：リン酸エッチング時間とフィッシャーシーラントの永久歯接着性に関する研究．小児歯誌，34：29-37，1996.
13) Griffin, SO et al.: Caries risk in formerly sealed teeth. JADA, 140(4): 415-423, 2009.

第2章　保存関連の接着

2 成人のエナメル質の微細亀裂(エナメルクラック)に対する管理
エナメルコーティング

吉川一志 Kazushi YOSHIKAWA　　古澤一範 Kazunori FURUSAWA　　山本一世 Kazuyo YAMAMOTO

大阪歯科大学　歯科保存学講座

■ エナメルクラックの増加

わが国では超高齢化が進んでいるが、8020運動や歯科治療の発展により、国民1人あたりの残存歯数が増加している[1]。それに伴う蝕や歯周病以外に、非う蝕性疾患も増加している。

非う蝕性疾患には、tooth wear、歯の破折・亀裂・形成不全・形態異常、歯数の異常などがある[2]。非う蝕性疾患のなかで、実質欠損を認めず、知覚過敏症を発症する原因の1つとして、エナメル質の微細亀裂（以下、エナメルクラック）が考えられる。最近では、ストレスによるブラキシズムやクレンチングが原因でエナメルクラックが発生することが知られている（図1）。

初期のエナメルクラックは、肉眼で確認することは難しいとされている。長期にわたる咬合力、飲食による口腔内環境の変化、唾液分泌の低下などのさまざまな要因が、エナメルクラックの拡大に影響を与えると考えられ[3]、健全歯のエナメルクラックの発生率は、10代で60%、20代で68%、30代では90%と年齢とともに増加し[4]、40歳以降では95%を超えるとの報告[5]がある（図2、3）。

■ エナメルクラックによる知覚過敏症状（エナメルクラック由来知覚過敏症）

エナメルクラックの診査方法として、視診や触診、X線写真などが用いられている。近年では、歯科用マイクロスコープ、歯科用CBCTや口腔内カメラなどの普及により、早期発見は難しいとされていたエナメルクラックの診査精度は向上している（図4）。

深部にまで及ぶエナメルクラックを有する抜去歯において、色素がエナメル質全層を貫通し、象牙細管を通じて歯髄付近まで浸透することも報告されており[5,6]、エナメルクラックの存在により色素浸透や二次う蝕による歯の審美障害、象牙質知覚過敏症様の痛みの発現、さらにホワイトニン

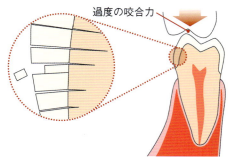

図1　過度の咬合力によるエナメルクラックの発生原因：ブラキシズムやクレンチング

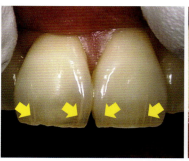
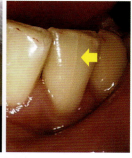

図2　エナメルクラック（前歯部）。切端にチッピングが存在する歯を確認すると、エナメルクラックが存在することが多い

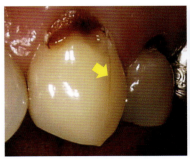 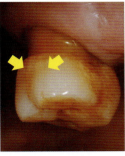 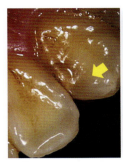 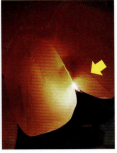

図❸ エナメルクラック（臼歯部）。くさび状欠損が存在する歯を確認すると、エナメル質のクラックが存在することが多い

図❹ エナメルクラックの診断。LEDライトでエナメルクラックを発見することができる

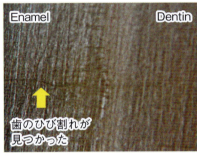 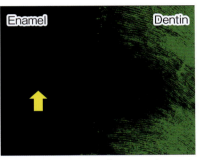

図❺ エナメル質のクラックと口腔内との繋がり（参考文献9）より引用）。エナメル質表面からの除去液により、象牙質を染色した薬剤が消失している。象牙質は口腔内と繋がっている可能性が高い

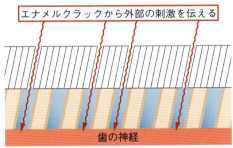

図❻ エナメルクラック由来知覚過敏症の発生機序。エナメルクラックを介して象牙質に到達した刺激が、動水力学的機構に基づき、象牙細管内液の移動を生じさせ、歯髄を刺激することが有力とされている

グなどの障害になることが考えられる[7,8]。エナメルクラックがエナメル質に存在した場合、このクラックが象牙質まで達しているかが、象牙質知覚過敏症様の痛みの発現について問題となる。

藤戸らは、エナメル質内にある微小亀裂は象牙質まで達しているものも存在しているとしている（図5）[9]。象牙質までエナメルクラックが達している場合、エナメル質と象牙質という物理的バリアを介した状態であっても、エナメルクラックと象牙細管を経由して刺激が歯髄まで伝達されることは否定できず、痛みの発現は、エナメルクラックを介して象牙質に到達した刺激が、動水力学的機構[10,11]に基づき、象牙細管内液の移動を生じさせ、自由終末神経を刺激することが有力とされている（図6）[3]。

さらに近年、健康飲料としてスポーツドリン

や黒酢など、pHの低い飲料類の過度の摂取、摂食障害などが原因となる胃酸の逆流、唾液腺の異常による口腔乾燥などが原因でエナメルクラックは拡大、伸展する可能性があり、知覚過敏症状がより重篤となる可能性が考えられる。

🗨 エナメルクラック由来知覚過敏症の治療

原因となっているのがストレスによるクレンチングやブラキシズムなので、これを排除することは現代社会では不可能であることはいうまでもなく、対症療法を行うことになる。

エナメルクラック由来知覚過敏症の治療にあたっては、象牙質知覚過敏症の治療法のうち、どの治療法を選択するかが重要となる。従来の象牙質知覚過敏症の治療は、象牙質知覚過敏症と同様の薬物塗布、イオン導入、レーザー治療、接着性材料による被覆などの保存療法や抜髄処置などの非保存療法があるが、近年、Minimal Intervention（MI）の概念の浸透により非侵襲的治療が求められており、エナメルクラック由来知覚過敏症の治療法としては、薬物塗布、イオン導入、レーザー治療、接着性材料による被覆などの保存療法が選択される。そのなかでも、薬物塗布による治療法は、簡便性と即効性の点から第一選択となることが多い。

象牙質知覚過敏抑制材のエナメルクラック由来知覚過敏症への作用機序としては、エナメルクラックを介した歯髄への刺激到達を阻止し、歯髄細胞の興奮を抑制することが重要となり、エナメルクラックの石灰化物沈着の促進と積極的な閉鎖を行うことが考えられる[12]。象牙質知覚過敏抑制材は現在、無機塩系、タンパク質凝固系やレジン系が市販されている。注意しなければならないのは、象牙細管内液のタンパク質を収斂することを機序としているタンパク質凝固系象牙質知覚過敏抑制材は、エナメルクラック開口部の閉鎖については効果が期待できない可能性があることである。

また、エナメルクラックの封鎖に有効と考えられるのは、エナメル質の主成分であるハイドロキシアパタイトに対して選択的に効果を示す無機塩系知覚過敏抑制材であると考える。歯質接着システムを応用したレジン系知覚過敏抑制材については、タンパク質の存在に依存せずにエナメルクラックの封鎖が可能であると考えられる。

1. エナメルクラック封鎖の基礎研究

1）無機塩系知覚過敏抑制材

Furusawaら[13]は象牙質知覚過敏抑制材を用いてエナメルクラックの封鎖ができないかと考え、5種類の知覚過敏抑制材を選択し、エナメルクラックに対する封鎖性について検討を行っている。

Pashleyら[14]の報告に準じ作製した内圧を規定可能な装置を用いてエナメルクラック試料を作成したうえで、エナメルクラック由来知覚過敏症罹患モデルを作製し、透過抑制率の測定とエナメルクラック試料縦断面のSEM観察を、術直後、1週間後、1ヵ月後、3ヵ月後に行った（図7、8）。実験には、知覚過敏抑制材として、スーパーシール（フェニックスデンタル）、ナノシール（日本歯科薬品）、ティースメイトディセンシタイザー（クラレノリタケデンタル）、MSコートF（サンメディカル）、G-プレミオボンド（ジーシー）を使用している。

スーパーシールは、塗布直後の透過抑制率に比べ、1ヵ月後、3ヵ月後の透過抑制率は有意に高い値を示した。スーパーシールの主成分であるシュウ酸は、歯質のCaと反応して象牙細管内に不溶性のシュウ酸カルシウム結晶を形成し、象牙細管を封鎖することが報告されている[15~17]。Thanatvarakornら[18]は、$CaCl_2$、KH_2PO_4、NaN_3を含む人工唾液に知覚過敏抑制材塗布後のヒト歯象牙質を浸漬した場合、象牙質表面に無機質の結晶が生じ、象牙細管を封鎖すると報告している。

ナノシールは、塗布直後の透過抑制率に比べ、1ヵ月後、3ヵ月後の透過抑制率は有意に高い値

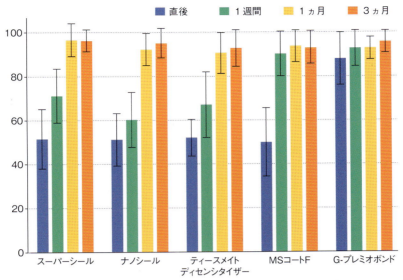

図❼　エナメルクラックに対する知覚過敏抑制材の封鎖率（参考文献[13]より抜粋引用）

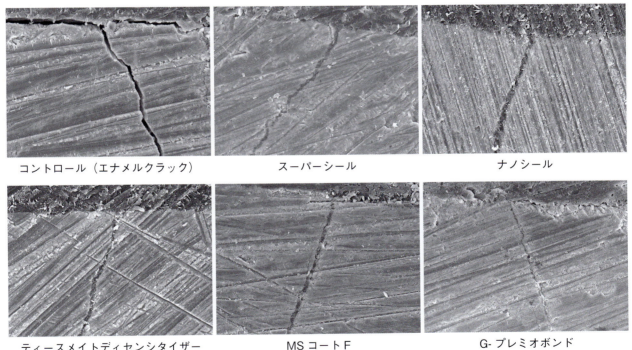

図❽　エナメルクラックの封鎖（縦断面SEM観察像）（参考文献[13]より抜粋引用）

を示した。またナノシールは、ナノサイズまで微粒子化させたフルオロアルミノシリケートガラス分散液とリン酸水溶液から構成されている。この混和液を歯面に塗布すると歯質無機成分と化学反応し、フッ化カルシウム、リン酸カルシウム、リン酸シリケート、未反応のフルオロアルミノシリケートガラスなどから構成される厚さ1μmのナノ粒子層が形成され、歯質微細構造上の欠陥部にナノ粒子が沈着して歯質と結合することにより、エナメルクラックの修復を生じる可能性があると考えられる[19]。

また、ナノシールにはCa、Fなどの歯質石灰

化に関連する元素が含まれており、Siについて
も再石灰化を誘導することが示唆されている[20]。
ナノシールは歯質と瞬時に反応し粒子沈着層を形
成するが、ナノ粒子沈着層は薄いため、実質欠損
が大きく、物理的刺激遮断が必要な症例には不向
きとされている[21]。韓ら[19]は、エナメル質におい
て厚さ2〜3μmのナノシール浸透層が観察された
と報告している。このことから、エナメルクラッ
ク内部においても、再石灰化が誘導されると考え
られる。

ティースメイトディセンシタイザーでは、塗布
直後の透過抑制率に比べ、1ヵ月後、3ヵ月後の
透過抑制率は有意に高い値を示した。ティース
メイトディセンシタイザーについて、菅原ら[22]は、
Tetracalcium Phosphate（TTCP）とDicalcium
Phosphate Dihydrate（DCPD）を主成分とする
Calcium Phosphate Remineralizing Slurry
（CPRS）が生体内環境下においてハイドロキシ
アパタイト（HAp）を産生することを報告し、
露出象牙細管の開口部のアパタイト結晶による封
鎖を確認している。ティースメイトディセンシタ
イザーはこれを基本として開発された製品であり、
象牙細管で産生されたHApが一種の核となり細
管壁の無機質と強固に結合するとされている。ま
た大森ら[23]は、ティースメイトディセンシタイ
ザーを塗布したエナメル質表面において、エナメ
ルクラックが結晶様構造物で封鎖されている状態
が観察されたと報告している。これは、エナメル
クラックにおいても象牙細管と同様の現象が起こ
ることを示唆している。

MSコートFは、塗布直後の透過抑制率に比べ、
1週間後、1ヵ月後、3ヵ月後の透過抑制率は有
意に高い値が認められた。MSコートFでは、ナ
ノサイズのMSポリマー（メタクリル酸メチル−
スチレンスルホン酸共重合体）とシュウ酸が、歯
質のカルシウムと反応すると同時に、フッ素イオ
ンが歯質に取り込まれる[24]。さらに、シュウ酸カ

ルシウムとフッ化カルシウム結晶を含んだ高分子
保護被膜を形成することにより、歯質表面のエナ
メルクラックのみならず象牙細管や象牙質に至る
微細亀裂の内部を緊密に封鎖する。この象牙細管
の封鎖が知覚過敏症の発症因子である細管内液の
移動を抑止するため、知覚過敏症を抑制するとし
ている。

以上の4種類の無機塩系象牙質知覚過敏症抑制
材については、1回の塗布ではエナメルクラック
の強固な封鎖は難しいが、繰り返し塗布すること
で、時間経過とともにエナメルクラック内部が少
しずつ封鎖されると考えられる。被蓋部分や内部
の粗造になっている部分が何度も塗布されること
で強固になり、時間経過とともにしっかり封鎖さ
れると考えられる（図9）。一方、後述するレジ
ン系知覚過敏抑制材と比べて、繰り返し塗布する
ことによるエナメル質表面の塗布面が厚くなる懸
念は少ないと考えられる。

2）レジン系知覚過敏抑制材

G-プレミオボンドは、他の4種類の象牙質知
覚過敏抑制材とは異なり、レジン系知覚過敏抑制
材となる。レジン系知覚過敏抑制材は無機塩系や
タンパク質凝固系に比べ、高い象牙細管封鎖性を
有することが報告されている[25]。G-プレミオボン
ドの組成は、10-methacryloyloxydecyl dihydrogen
phosphate（MDP）と4-methacryloyloxyethyl
trimellitate（4-MET）が配合され、エナメル質、
象牙質と強固に接着し、親水性の高い2-
hydroxyethyl methacrylate（HEMA）を配合して
いないため吸水しにくく、長期的な接着耐久性を
期待できる光重合型1液性1Step歯質接着シス
テムである。今回の実験結果では、他の知覚過敏抑
制材とは違い、エナメルクラックにおいて塗布直
後から、より高い透過抑制率が認められた。

また、岩田ら[26]はGPを塗布した象牙質縦断面
のSEM画像にて、約5μmの厚みをもった層に象
牙細管開口部が閉鎖されている像が認められたと

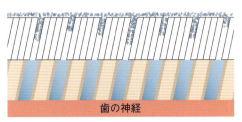

図❾ エナメルクラックの封鎖（無機塩による石灰化物の応用）。繰り返し塗布する必要がある

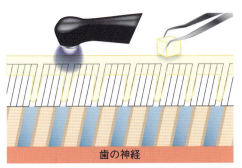

図❿ エナメルクラックの封鎖（レジンインプレグネーションテクニックの応用）。即時封鎖が可能だが、歯周ポケットへの流入が懸念される

報告している。SEM観察では、エナメルクラック内部にGPが浸透し封鎖している像が観察された。これはレジンインプレグネーションテクニックによってエナメルクラックが封鎖されたと考えられる（図10）。

Brännströmによって提唱されたレジンインプレグネーションテクニック[6]は、本来コントラクションギャップを封鎖するためのものであるが、歯の亀裂も封鎖されることが確認されており、亀裂による知覚過敏などの歯髄症状、二次う蝕、褐線など着色による審美的障害などを未然に防止する方法として有効であるとされている。Brännströmがレジンインプレグネーションテクニックを提唱した1970年代は、接着システムはリン酸エッチングを必要とした3Step歯質接着システムを用いての亀裂の封鎖であったと考えられるが、知覚過敏症状が発現している部位にリン酸エッチングを行うことは症状の増悪を招く可能性があると考えられる。しかし近年、レジンインプレグネーションテクニックに適している考えられる1液性1Step歯質接着システムが数多く市販され、臨床応用されている。

1液性1Step歯質接着システムは3Step歯質接着システムのボンディング材と比べて、その稠度も低く、毛細管現象を利用してエナメルクラックに深く浸透することも期待できる。これにより、エナメルクラック内部にまで浸透し、封鎖されたと考えられる。さらに、繰り返し塗布を行うことによって粗造なレジン被膜などがより強固になり、透過抑制率が上昇したと考えられる。ただし、照射により硬化する知覚過敏症抑制材を用いて歯頸部付近のエナメルクラックの封鎖を行う場合、光照射により硬化するため、即時にエナメルクラックの封鎖が容易である反面、歯頸部付近でのエナメルクラックに使用する場合は、歯周ポケットへの流入によるポケット封鎖が懸念される。とくに1液性1Step歯質接着システムはほぼ無色であることが多く、ポケット内に流れ込んだ知覚過敏症抑制材が光照射により硬化し、ポケットを封鎖する危険性も考えられるので、塗布する範囲、量などに注意が必要である。

エナメルクラック由来知覚過敏症の再発防止

エナメルクラック由来知覚過敏症については、いったん封鎖できたとしても、クレンチングやブラキシズムにより過度の咬合力がかかると、再度歯にストレスがかかり、エナメルクラックが再度開口し、知覚過敏症状が再発することは当然考えられる。咬合のコントロールにより、再発の防止や新しいエナメルクラックの発生の予防にも努め

なければならない。

　また同様に、エナメルクラックを拡大、伸展する可能性があるpHの低い飲料、すなわち健康飲料としてのスポーツドリンクや黒酢などにも注意する必要がある。酸蝕症ほどには重篤でないとしても、知覚過敏症状がある場合はpHの低い飲料の摂取制限指導も視野に入れるべきだと考えられる。さらに、唾液腺の異常が原因の口腔乾燥がある場合にも同様に、歯面のpHが低下することが考えられるので、注意が必要である。

【参考文献】

1) 厚生労働省：平成23年歯科疾患実態調査　1人平均喪失歯数の年次推移（5歳以上・永久歯）. http://www.mhlw.go.jp/toukei/list/dl/62-23-02.pdf

2) 池見宅司：硬組織疾患, 歯の発育異常および関連疾患. 保存修復学　第6版. 医歯薬出版, 東京, 2013：15-20.

3) 韓 臨麟, 砂田 賢, 岡本 明, 福島正義, 興地隆史：エナメル質亀裂発生状況と関連症状に関する臨床調査. 日歯保存誌, 51：614-621, 2008.

4) 山口 大, 小平真美, 山口喜弘, 田中譲治, 青木義親, 池田忠貴, 目黒大二郎, 葛西一貴：若年者におけるエナメルクラック発生の検討. 歯科審美, 21：1-5, 2008

5) 砂田 賢, 韓 臨麟, 岡本 明：加齢に伴う歯の亀裂発生とその対処法に関する臨床的研究. 新潟歯学会誌, 32：275-283, 2002.

6) Brännström M, Johnos G, Nordenvall K. Transmission and control of dentinal pain : resin impregnation for the desensitization of dentin. J Am Dent Assoc, 99: 612-618, 1979.

7) Zachrisson BU, Skogan O, Höymyhr S: Enamel cracks in debonded, debanded, and orthodontically untreated teeth. Am J Orthod, 77: 307-319, 1980.

8) Zachrisson BU, Buyukyimaz T. Bonding in orthodontics. Graber TM, Vanarsdall RL, Vig KWL: Orthodontics: Current principles and techniques. 4th ed. Elsevier Mosby: St. Louis, 612-619, 2005.

9) 藤戸 寛, 白石 充, 井上正義：エナメル質表面からのブリーチにおける象牙質への影響. 日誌保存誌, 48（2）：293-302, 2005.

10) Yoshiyama M, Masada J, Uchida A, Ishida H: Scanning electron microscopic characterization of sensitive vs. insensitive human radicular dentin.J Dent Res, 68: 1498-1502, 1989.

11) Yoshiyama M, Noiri Y, Ozaki K, Uchida A, Ishikawa Y, Ishida H: Transmission electron microscopic characterization of hypersensitive human radicular dentin. J Dent Res, 69: 1293-1297, 1990.

12) Lu L, Yasuo K, Onda K, Yoshikawa K, Yamamoto K: Influence of various dentin desensitizers on the effect of tooth whitening. J Osaka Dent Univ, 49: 49-60, 2015.

13) Furusawa K, Yasuo K, Yoshikawa K, Yamamoto K: Sealing Ability of Enamel Crack Using Various Dentin Desensitizers. Jpn J Conserv Dent, 60（1）: 1-13, 2017.

14) Pashley DH, Galloway SE: The effects of oxalate treatment on the smear layer of ground surfaces of human dentin. Arch Oral Biol, 30: 731-737, 1983.

15) Mongiorgi R, Tateo F, Monti S, Prati C, Bertocchi G: Calcium oxalate smear layer: mineralogical and crystallographic study. Boll Soc Ital Biol Sper, 68: 99-103, 1992.

16) Ling TY, Gillam DG, Barber PM, Mordan NJ, Critchell J: An investigation of potential desensitizing agents in the dentine disc model: a scanning electron microscopy study. J Oral Rehabil, 24: 191-203, 1997.

17) Richardson DW, Tao L, Pashley DH: Bond strengths of luting cements to potassium oxalate-treated dentin. J Prosthet Dent, 63: 418-422, 1990.

18) Thanatvarakorn O, Nakashima S, Sadr A, Prasansuttiporn T, Ikeda M, Tagami J: *In vitro* evaluation of dentinal hydraulic conductance and tubule sealing by a novel calcium-phosphate desensitizer.J Biomed Mater Res B Appl Biomater, 101: 303-309, 2013.

19) 韓 臨麟, 石崎裕子, 福島正義, 興地隆史：試作フッ化物含有歯面コート材に関する研究—エナメル質, 象牙質の表面性状に与える影響について—. 日歯保存誌, 55：53-59, 2012.

20) Saito T, Toyooka H, Ito S, Crenshaw MA: In vitro study of remineralization of dentin: effects of ions on mineral induction by decalcified dentin matrix. Caries Res, 37: 445-459, 2003.

21) 韓 臨麟：ナノシール. 冨士谷盛興, 千田 彰（編）. 象牙質知覚過敏症 第2版. 医歯薬出版：東京；2013. 39.

22) 菅原明吉, Chow LC, 高木章三, 西山 寛, 大橋正敬：Calcium Phosphate Cementを応用した象牙質知覚過敏症の治療に関する研究. 歯科材料・器械, 8：282-294, 1989.

23) 大森かをる, 常盤珠美, 秋本尚武, 英 將生, 宮内貴弘, 桃井保子：リン酸カルシウム系知覚過敏抑制材の漂白効果に及ぼす影響. 日歯保存誌, 56：130-137, 2013.

24) 宮森沙耶香, 小里達也：MSコートF（象牙質知覚過敏抑制コート材）. 歯科材料・器械, 31：18-19, 2012.

25) Nomura Y, Yasuo K, Iwata N, Yoshikawa K, Yamamoto K: Effect o various materials on dentin permeability for the treatment of dentin hypersensitivity. J Conserv Dent, 56：516-525, 2013.

26) 岩田有弘, 保尾謙三, 吉川一志, 山本一世：G-プレミオボンドを使用した知覚過敏への対応. 日本歯科評論, 75：117-120, 2015.

第 2 章　保存関連の接着

3　根面う蝕

柵木寿男 *Toshio MASEKI*
日本歯科大学生命歯学部　接着歯科学講座

山瀬　勝 *Masaru YAMASE*
日本歯科大学附属病院　総合診療科

根面う蝕の病態

1．根面う蝕発症リスク

「若いころと比べて、歯が長くなってきた気がする」と言う高齢者は多い。無論、齲歯目ではないヒトの歯が成長しているわけではなく、歯肉退縮によって相対的に長く見えるようになっているにすぎない。口腔内に露出した歯根部象牙質は耐酸性も低く、その臨界pHは約6.7とされ[1]、エナメル質の5.5に比してう蝕感受性が高いこととなり、口腔清掃が不良であれば、容易に根面う蝕に罹患することになる。臨床においても頻繁に遭遇し、多数歯に生じている患者さんも見受けられると感じている先生方は多いことだろう（図1）。この根面う蝕は、出土した室町期の顎骨（図2）にも認めることができるが、花田[2]によれば、さらに遡って縄文期の顎骨にも認められるそうである。

一方、現代に目を戻せば、アメリカでの根面う蝕発症リスクを予測する研究からは、成人の49%が発症リスクを有していたという報告[3]や、わが国におけるコホート研究からも、50代男性の35%に根面う蝕発症リスクがあるという報告[4]がある。また、高野ら[5]は、高齢者約600名を対象としてロジスティック回帰分析を行い、根面う蝕発症率は男性57%、女性54%であり、歯冠う蝕と根面う蝕の発症は、統計的にも関連性が認められることを報告している。いずれにせよ、高頻度で発症することに間違いはない。

また、歯肉退縮が歯根露出の前提であることから、歯周病罹患者はことごとく根面う蝕の発症対象となり得ることに注意すべきである。しかし、Bignozziらのレビュー[6]では、診断基準、集団内の罹患率および明白な危険因子などの一定の側面に関してコンセンサスが欠けており、歯周病患者や長期間の歯周治療患者の根面う蝕リスクが十分に認識されていないと指摘している。

さらに、降圧薬などの服用による唾液分泌量の減少などの全身的要因も加味すると、根面う蝕罹

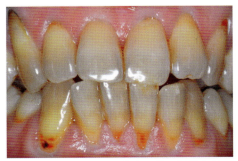

図❶　多数歯にわたり歯肉退縮と根面う蝕が認められる

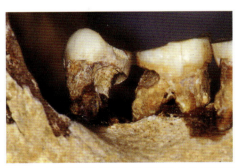

図❷　大臼歯部に根面う蝕が認められる室町期の顎骨

3　根面う蝕　33

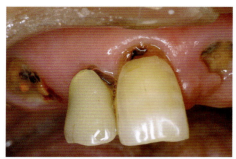
図❸ 根面う蝕の罹患と、修復物の脱落が生じている

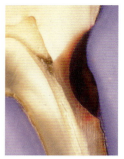
図❹ 根面う蝕が歯髄腔に近接して、微少漏洩が認められる

患は広範囲かつ多歯面から生じていくことになる。近年は頭頸部におけるがん治療も進化し、社会復帰も積極的に実施する傾向にあるが、放射線治療の既往なども唾液分泌量の減少やう蝕発症に密接に関連してくるため、注意を要する。

2. 根面う蝕の怖さ

根面う蝕はエナメル質が存在しない露出根面象牙質に発症するが、その波及によって破折に至る症例も決して少なくない（図3）。根面う蝕の怖さは、1つには罹患歯質と歯髄腔間距離の短さがある。

図4は、根面う蝕に罹患している抜去歯にう蝕検知液を塗布し、矢状断したところである。色素が象牙細管を透過して歯髄腔に達しているのが判別できる。このように、根面から歯髄腔までは元来わずか4～5mm程度であり、そこにう蝕による実質欠損が生じていれば、自ずとより近接していくことになる。生体防御反応による第三象牙質が形成されていれば象牙質透過性も低くなっており、う蝕原因菌の象牙細管通過速度を遅延させることも考えられるが、絶対的な距離が短いことからも歯髄障害を惹起させる危険性が高いことがあきらかである。さらに、う窩が歯髄に近接していると、罹患歯質除去時に露髄を生じさせやすくなるため、処置に際しての注意深い手技が要求される。

また、失活歯の場合にフィニッシュラインから微少辺縁漏洩が生じて、修復物界面と露出根面の両者がう蝕を形成していることも多い。その際には、クラウンあるいはコアなど修復物や補綴装置の脱落や、前述の水平的な破折にも波及していくことになるために、適切な対応が急務となる。

そして根面う蝕のもう1つの怖さとして、診断基準の不明瞭さが挙げられる。わが国の歯科疾患実態調査では、「尖端が鋭利ではないプローブによる触診で得たソフト感あるいはざらついた感じ」を鑑別要点[7]としている。近年、世界標準のう蝕検出基準となっている ICDAS（international caries detection assessment system）では、色調変化と実質欠損の程度による分類を提唱している[8]。根面う蝕は歯頸部を水平的に取り巻くような環状を呈することも多く、かつ歯根部象牙質自体が着変色を示していることも多いために、触診や視診において難易度が症例や術者によって変化してしまう。いずれにせよ、主観的な診断基準であることからも、再現性や客観性に問題があるといえる。

非侵襲的対応法

1. フッ化物応用

日本歯科保存学会編纂の『う蝕治療ガイドライン 第2版』[9]では、「初期根面う蝕に対してフッ化物を用いた非侵襲的治療は有効か」というクリニカルクエスチョンを提起している。それに対してエビデンスを挙げて、欠損の浅い初期活動性根面う蝕の場合は、まずフッ化物を用いた非侵襲的治療を行って再石灰化を試み、う蝕を管理することを推奨している。

このフッ化物応用には濃度依存があることはい

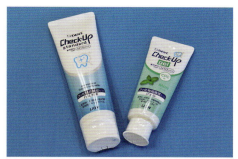

図❺ 2017年より発売された高濃度フッ化物配合歯磨剤

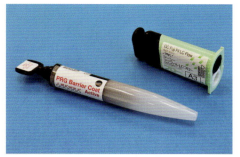

図❻ レジン添加型グラスアイオノマーセメント（上）とコーティング専用材料（下）

うまでもないが、これまで、わが国市販の歯磨剤では、フッ化物イオン濃度1,000ppmを上限としていた。これには欧米と比較しての種々の意見が唱えられていたが、ようやく2017年3月に濃度1,500ppmを上限とする高濃度フッ化物配合歯磨剤が、医薬部外品として初めて承認された（図5）。

一方、以前には、フッ化物応用後の歯面に対する接着システムの有効性に関して疑問視する向きもあったが、近年の研究ではフッ化物応用群と非応用群に対する2ステップセルフエッチングプライマーシステムの象牙質接着強さは、温度負荷後でも有意差を認めなかったという報告もある[10]。したがって、後日歯質接着を活かした修復操作を行うと予想される症例においても、露出根面象牙質へのフッ化物応用は推奨されるべきであり、これは現在の歯科医療の根本を成すMI（Minimal Intervention）にも合致すると考える。

2．レジンコーティング法

元来、レジンコーティング法は、間接修復時の印象採得に先立ってレジン接着システムを用いて被覆する方法である。窩洞／支台歯形成後に露出した形成象牙質面に対して、レジン接着システムを用いて接着歯面処理を行い、得られた薄層の被膜でコーティングすることによって、形成面の汚染防止、歯髄保護の実現、レジンセメント接着性の向上などを獲得するものである。この手法を露出根面象牙質に応用することで、根面う蝕予防を図ろうという考え方である。

実際に初期根面う蝕を対象とする場合は、まず歯根面象牙質を清掃した後に、切削することなくコーティング用材料を用いる。コーティング用材料としては、従来どおりのレジン接着システムとフロアブルレジンの併用、あるいはレジン接着システムの単独使用はもちろんのこと、コーティング専用材料も市販されており（図6下）、応用が可能である。この専用材料は、フィラー配合などによって一定の強度を得ており、ボンディング材そのものよりも歯ブラシによる擦過に対して優れた耐摩耗性を示すという報告もあり[11]、かつフッ化物徐放性を有しているためにコーティング直下象牙質の再石灰化を期待できる。

修復的処置法

う蝕罹患歯質除去を要するような根面う蝕の場合には、歯冠部う蝕と同様に修復的処置が適用となり、コンポジットレジンとグラスアイオノマーセメントを応用する。この両者の使い分けは、臨床において悩みどころであり、近年ではコンポジットレジンが頻用される傾向にある。

前述のう蝕治療ガイドライン[9]では、「初期根面う蝕に対してどちらを使用するか」というクリニカルクエスチョンを提起している。それによると、両者の臨床成績に差が認められていないことから、接着性能が十分に発揮させ得る条件下ではコンポジットレジンを使用し、う蝕が歯肉縁下に及び、防湿が困難な場合には、グラスアイオノマーセメントを使用することを推奨している。グラスアイオノマーセメントもレジン添加型が主流と

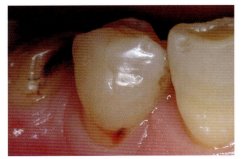

図❼　4̲の根面う蝕症例

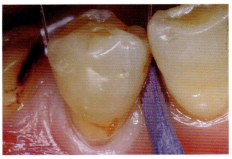

図❽　サービカルフェンスの装着

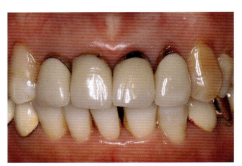

図❾　補綴装置歯頸部に辺縁性二次う蝕が認められる

なってからは、従来の粉液タイプではなく、ペーストタイプが市販されており（図6上）、気泡混入が少なく、操作が容易である。

とくに、グラスアイオノマーセメントは自身が歯質接着性を有しており、訪問診療時のように治療用機器や設備などの環境が十分に整備されていない場合でも有用性を発揮する。また、フッ化物リチャージ効果も有しているために、修復後にフッ化物応用による二次う蝕予防効果もあり、臨床応用機会の増進が望まれる。

一方、根面う蝕のように歯肉に近接した症例においては、防湿と歯肉排除が修復処置の予後を大きく左右するといっても過言ではなく、いろいろと対策が講じられている。歯根面にはラバーダムクランプの装着が困難な場合も多く、歯肉排除用綿糸の併用が一般的に頻用されている。また、透明ストリップスを幅2mm程度に細く切って歯肉溝に挿入するサービカルフェンスも有用な手法である。

図7はくさび状欠損と根面う蝕が併発している症例である。図8のように、サービカルフェンスを施してウェッジで保持すると、歯肉排除と防湿が実現可能で、修復操作が容易になる。

補綴治療後に歯頸部に発生するトラブル

クラウン装着後の歯頸部に生じた歯肉退縮や二次う蝕は、口腔内で目にすることが多いトラブルの1つである（図9）。日本の社会構造の変化に伴い、高齢者の残存歯数が増加し、う蝕は増加傾向にあることから[7]、これらのトラブルは今後も増加していくものと思われる。以前は「早期発見・早期治療」という考え方が浸透しており、クラウン自体をやり直す再修復が頻繁に行われていた。しかしながら、このとき修復治療の質が伴わないと再修復を繰り返すことになり、「う蝕治療をすればするほど歯がなくなる」という現実に直面していた[12]。

2002年にMIの概念が提唱されてからは、これらのトラブルに対していきなり再修復が選択されることは少なくなり、どのような治療を選択すれば患者のQOLを増加させ、歯の延命を図ることができるかが考慮されるようになっている。

以下に、補綴装置装着後に歯頸部付近に生じるトラブルについて有効な対処法を考えてみたい。

1. 歯頸部の検査

最初に医療面接のなかで知覚過敏、疼痛、審美障害などの自覚症状があるかを患者に確認する。患者が症状の改善を希望としている場合、当然何らかの処置が必要となる。ただし失活歯に限らず、

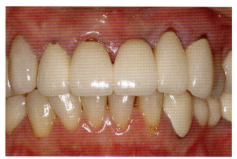
図⓾ 歯肉退縮によって辺縁部不適合が顕著である

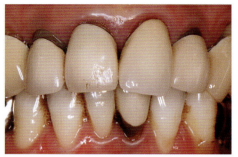
図⓫ 二次う蝕に対してコンポジットレジン修復を実施した

生活歯でもまったく症状がないままトラブルが進行していることもあるため、自覚症状がなくても注意が必要である。さらに口腔内検査、X線検査などを併用して歯頸部の状況を詳細に把握する。

歯肉退縮の有無、う蝕の程度、う窩の有無などが確認できたら、そのような状態になった原因を特定し、その原因の除去が可能であるかを判断する。補綴装置の適合不良や形態不良などは術者による改善が可能であるが、不良なプラークコントロールや過大な咬合力は歯頸部のトラブルを引き起こすリスクファクターとして治療後も残っていく可能性があるため、継続して注意する必要があるだろう。

これらの自覚的・他覚的事実から客観的に治療が必要かどうかを判断する。たとえば歯肉退縮があったとしても、二次う蝕がなく、患者が審美的問題を訴えなければ、経過観察のみで治療を行わないことが第一選択となるし、失活歯に対する二次う蝕が存在し、今後進行していく可能性があれば、疼痛がなくても治療の対象となる（**図10**）。

2．処置法

1）非侵襲的治療

口腔内がどのような状態であっても、プラークコントロールの重要性は変わらない。とくにプラークの付着がトラブルの原因と考えられる場合には原因除去療法にもなり得るため、二次う蝕に対するプラーク付着の予防および治療効果は高い。したがって、前項と同様に、患者にはセルフケアとしてフッ化物含有歯磨剤によるブラッシングの励行を指導する。さらにフッ化物洗口やPMTCを併せて行うことで、再石灰化を促進する[9]。こうした対応はMIの概念にも合致しており、初期う蝕であれば進行をコントロールしていくことが必要である。

しかし、高齢者やプラークコントロールが困難な患者で、かつ審美的に問題のない部位であれば、フッ化ジアンミン銀水溶液によるう蝕の進行抑制処置も、RCT（randomized controlled trial：ランダム化比較試験）によって有効性が確認されている[13]有用な手法である。

2）補修修復（充填処置）

歯頸部に二次う蝕がある場合でも、疼痛がなければまず非侵襲的治療を行い、経過観察をする。経過が思わしくない症例やう窩が深い症例、あるいはロングスパンブリッジの支台歯となっているために再修復すると広範囲の再治療が必要となるような症例では、補修修復が可能かどうかを判断する。ここでも、MIの概念に基づき、修復物全体をやり直すのではなく、必要最小限の介入にとどめることが必要である（**図11**）。

補修修復にはコンポジットレジン、あるいはグラスアイオノマーセメントを使用する。歯質に対する接着性はコンポジットレジンのほうが優位であるが、歯頸部は防湿が困難な場合が多いために、前述のようにグラスアイオノマーセメントの使用も考慮する。

また、補修修復を行う部位は歯質だけではなく、さまざまな材料が混在していることが多いので、

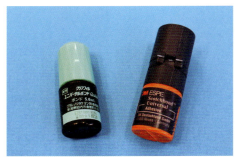

図⓬ 代表的なユニバーサルタイプのオールインワンアドヒーシブ

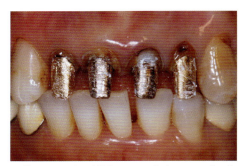

図⓭ マージン付近にコンポジットレジン修復を実施した

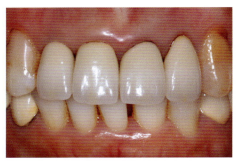

図⓮ 製作した補綴装置を装着した

コンポジットレジンを使用する場合はプライマーなどの表面処理材を使い分ける必要がある。ただし、非常に狭小な部位での材料ごとの表面処理材の塗り分けは、現実的には難易度の高い手技を伴うこととなり、そのような場合は歯質への接着を優先させるべきである。近年では、歯質を含めた複数の材料への接着が可能となる汎用性の高いユニバーサルタイプのプライマーやボンディング材が販売されているため（図12）、そのような材料の使用を検討すべきであろう。

これらは、エナメル質、象牙質、金属、ジルコニア、アルミナ、ガラスセラミックス、コンポジットレジンなどへ応用可能なユニバーサルタイプのオールインワンアドヒーシブで、被着体が狭範囲に複数存在する場合や被着面の材質が不明な場合に有用な材料である。しかし、金属修復物やアルミナなど光透過性に乏しい材料が対象部位の場合では、とくに光照射器の照射筒尖端の位置と角度に注意し、重合のための照射光が十分に届くような配慮が必要である。

3）再修復

補修修復では、対応が困難な広範囲の二次う蝕や審美性の改善が必要な症例においては、旧修復物を除去して再修復を行う必要がある。二次う蝕が歯肉縁上に限局していれば、新たな歯肉縁に合わせてフィニッシュラインを設定し、補綴装置を再製作する。歯肉縁下にう蝕が進行している場合、理想的には歯周外科処置を行い、歯肉縁の位置を変更したのち、補綴装置を再製作する。

しかし、外科的処置が困難な場合はやむを得ずう蝕を除去し、コンポジットレジンなどによる充填処置を行った後、充填物上にフィニッシュラインを設定する場合もある（図13、14）。

適切なカントゥアの付与も重要で、オーバーカントゥアによる歯肉圧迫や不潔域の増加は経時的な歯肉退縮や二次う蝕の原因となり得るため、注意しなければならない。

補綴装置の装着には、接着性レジンセメントを使用することが望ましい。補綴装置の維持力の向上に繋がるだけでなく、良好な辺縁封鎖性を有するため、二次う蝕の防止にも有効である。

前処理を必要としないセルフアドヒーシブレジンセメントは操作が簡便なため、臨床において使用頻度が高いと思われるが、マージン部からの辺縁漏洩を低減するためには接着性の高いプライマー併用型、あるいは前述のユニバーサルタイプのオールインワンアドヒーシブ併用下のレジンセメント使用を考慮すべきであろう。

メインテナンス

どのような処置を選択したとしても、術後の経過観察は重要である。適切な材料を選択し、適切な処置を行ったとしても、修復後の定期的なチェックは欠かせない[14]。また、歯頸部周辺はプラークの付着しやすい部位であるため、適切なブラッシングによるプラークコントロールは歯肉の健康維持や二次う蝕の発生防止のために重要である。

また、補修修復を行った場合は、たとえば歯質・補綴装置間、歯質・補修修復材料間、補綴装置・補修修復材料間などのように複数の接着界面が存在するため、それぞれの界面において接着が維持されているかを詳細に検査する必要がある。

MIのコンセプトは、介入（治療）を最小限に抑えながらう蝕を管理することである。メインテナンスを継続的に行っていくことで、口腔内の変化を早期に抽出可能となる。メインテナンスごとに介入・非介入を判定し、長期間にわたってそれを繰り返すことが、口腔内環境の維持に繋がると考える。

おわりに

19世紀末にGV Blackが定義した「窩洞の分類」は、1～5級すべての窩洞において窩縁全周がエナメル質とされており、根面う蝕は概念としても存在しなかった。それから120余年が経過し、平均寿命の延伸と残存歯数の増加は根面う蝕を惹起することとなり、歯科医療従事者は否応なしにその対応に迫られている。しかし現代では、19世紀末には存在しなかった「接着歯科」を応用することが可能であり、それによって「う蝕制御」を実現していくことが責務と考える。

【参考文献】

1) Hoppenbrouwers PM, Driessens FC, Borggreven JM: The mineral solubility of human tooth roots. Arch Oral Biol, 32: 319-322, 1987.
2) 花田信弘：主食による歯の喪失．ヘルスサイエンス・ヘルスケア，11：40-44, 2011.
3) Ritter AV, Preisser JS, Puranik CP, Chung Y, Bader JD, Shugars DA, Makhija S, Vollmer WM: A Predictive Model for Root Caries Incidence. Caries Res, 50: 271-278, 2016.
4) Sugihara N, Maki Y, Kurokawa A, Matsukubo T: Cohort study on incidence of coronal and root caries in Japanese adults. Bull Tokyo Dent Coll, 55: 125-130, 2014.
5) 高野尚子，葭原明弘，安藤雄一，小川祐司，廣富敏伸，山賀孝之，花田信弘，宮崎秀夫：高齢者の根面う蝕の有病状況と歯冠う蝕の関連．口腔衛生学誌，53：592-599, 2003.
6) Bignozzi I, Crea A, Capri D, Littarru C, Lajolo C, Tatakis DN: Root caries; a periodontal perspective. J Periodontal Res, 49: 143-163, 2014.
7) 厚生労働省：平成28年度歯科疾患実態調査．http://www.mhlw.go.jp/toukei/list/dl/62-28-02.pdf, http://www.mhlw.go.jp/topics/2007/01/tp0129-1a.html
8) Shivakumar K, Prasad S, Chandu G: International Caries Detection and Assessment System; A new paradigm in detection of dental caries. J Conserv Dent, 12（1）: 10-16, 2009.
9) 日本歯科保存学会（編）：う蝕治療ガイドライン 第2版, 永末書店，京都，2015: 187-210.
10) Neri JR, Nojosa JS, Yamauti M, Mendonça JS, Santiago SL: Pretreatment with sodium fluoride maintains dentin bond strength of a two-step self-etch adhesive after thermal stressing. J Adhes Dent, 21: 517-523, 2017.
11) Tian HY, Yu P, Yuan CY, Zhang W, Qiu YX, Li DH, Liang XJ, Wang XY: Durability of protective effect of resin-based coating material on root surface. Beijing Da Xue Xue Bao Yi Xue Ban, 18: 48（5）: 889-893, 2016.
12) Elderton RJ: Clinical studies concerning re-restoration of teeth. Adv Dent Res, 4: 4-9, 1990.
13) Li R, Lo EC, Liu BY, Wong MC, Chu CH: Randomized clinical trial on arresting dental root caries through silver diammine fluoride applications in community-dwelling elders. J Dent, 51: 15-20, 2016.
14) 猪越重久，ペレイラ・パトリシア，山田敏元，田上順次：接着だけでは根面部修復の再発齲蝕は防げない．接着歯学，15（2）：170-174, 1997.

第2章 保存関連の接着

4 歯の破折

眞坂こづえ Kozue MASAKA　米田 哲 Satoshi YONEDA　眞坂信夫 Nobuo MASAKA
東京都・眞坂歯科医院

歯の破折への悩まない対応

歯の破折には、転倒や、石など硬いものを噛んでしまって起こる偶発的外傷による急性破折と、失活歯修復のメタルポストにおける金属と歯質の弾性係数格差から生じた応力集中などによる陳旧性破折が存在する。1975年ごろからメタルポストが使われ始め、1985年に保険導入されて以来、それまで抜歯されていた歯が保存できるようになったことは、受診者にとって大きな恩恵だった。しかしながら、メタルポストの使用増加が、陳旧性歯根破折を大きく増加させることは予測されていた[1]。2005年報告の永久歯の抜歯原因調査では、歯周病41.8％、う蝕32.4％に次いで、歯根破折が3位で11.4％であったが[2]、その後13年経過した現在に同じ調査を行ったとしたら、この数値は大きく増加していると考えられる。

現在、歯の破折で抜歯と診断された歯の保存を求める患者が増加し続けている。破折歯保存治療は、症例・材料の選択、すべてのステップにおける高度な技術、受診者の咬合習癖や食習慣のコントロール、予後の咬合変化に対するフォローと、どれひとつ疎かにしても長期の予後は望めない。受診者の口腔内の健康を、生涯サポートしながらともに歩もう、という志をもつ一般開業医こそ、この治療に対して安心して取り組めるのではないだろうか？　簡単で手軽、治療したら手間いらず、とはいえない治療法ではあるが、他院で保存不可能と診断された歯の機能を回復させることで、受診者の大きな信頼を得ることができ、その後の口腔内全体の管理を任せてもらえることは、大きな喜びに繋がる。若手の志高い歯科医師にぜひチャレンジしてもらいたい。本項では、当院で30数年にわたり成果を上げてきたプロトコールを紹介させていただく。

有髄歯か無髄歯か

有髄歯の歯の表面にクラックを確認しても、症状がなければ経過観察となるが、インレー症例の歯に咬合痛や温冷水痛があれば、クラックの象牙質への到達を疑う。クラックはインレーなど内側性窩洞の応力が集中する箇所に発生することが多いため、クラックを診断した場合には外側性の修復物で被覆することを提案して、クラックの歯髄腔への伸長を食い止める（図1）。

無髄歯の場合には、メタルコアポストと歯質の弾性係数の格差がもたらす応力集中による破折が多い。この場合の破折様相の分類と適応診断・対処法については、後述する。

有髄歯と無髄歯の歯の破折と痛み

有髄歯の場合、破折線が象牙質に到達すると、咬合力によって象牙細管内の組織液が動くことによる疼痛誘発[3]や、破折線間隙に侵入した細菌が産生する内毒素が疼痛原因となる。過度の疼痛刺激が続けば、炎症により歯髄壊死に至る。

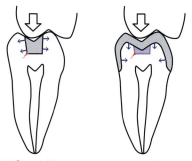

図❶　有髄歯のクラックへの対応

表❶　破折歯接着治療の基本

| ①根管と破折線間隙の細菌・汚染除去 |
| ②破折間隙の接着封鎖による死腔の除去 |
| ③破折片の接着固定・維持 |

表❷　破折歯接着保存の診断項目

		難易度	易		難	診査方法	備考
歯	a.	破折線の位置	頬側	近遠心	舌（口蓋）側	視診	頬側の破折線は、FlapOpe可能
	b.	破折線の形態	片側	両側	複雑	視診	
	c.	破折片の状態	未分離		分離	X線写真	
	d.	破折歯の歯種	前歯	小臼歯	大臼歯	視診	複根歯は再植が難しい
	e.	残存歯根の長さ	10 mm＜		＜10 mm	X線写真	
	f.	残存歯質の高さ		フェルール全周1 mm＜		視診	残存歯質の状態の評価
	g.	残存歯質の厚み	残存歯質の厚み大		小（漏斗状歯根）	視診	
歯周組織	h.	破折線の深さ（ポケット深さ）	～歯頸部	～歯根中央部	～根尖部	プローブ検査、CT写真	深い位置の破折は、直接法が難しい
	i.	歯周ポケット幅	狭い（＜1 mm）		広い（3 mm＜）	視診	歯周組織破壊の程度の評価
	j.	周囲骨の状態	吸収小		吸収大	X線、CT写真	
その他	k.	再植の可否	単根歯		複根歯	X線、CT写真	
	l.	Bridgeの支台、義歯の鉤歯	避けたほうが望ましい。欠損部にインプラントを適用し、単独歯修復を考える。もしくは、天然歯支台を追加し、支持力を確保する			視診、X線写真	最後方歯は予知性が低い
	m.	破折歯の位置	中間歯		遊離端歯	視診	
	n.	クリアランス・対咬歯の干渉	干渉が小		干渉が大	視診・模型診断	仮歯の咬耗、不随意時の干渉も考慮

表❸　難易度を加味した破折歯の保存の眞坂の分類と対応法[4]

分類	破折様相	対処法
type M-Ⅰ	歯根破折が歯槽窩の外側に限局	口腔内接着法①（口腔内で分離した破折歯片を接着）
type M-Ⅱ	骨壁の厚みがある部位の3壁性骨破壊	口腔内接着法②（未分離破折線部を掘削して接着封鎖）
type M-Ⅲ	唇（頬）側部に限局した歯槽骨破壊	口腔内接着法＋フラップ手術
type M-Ⅳ	歯根の全周に及ぶ暈型歯槽骨破壊	口腔内接着法＋再植法
type M-Ⅴ	破折歯片が大きく分離した歯槽骨破壊	口腔外接着再植

　無髄歯の場合、疼痛は破折歯根の周囲組織、歯根膜に分布する神経由来と考えられる。破折間隙に侵入した細菌の内毒素産生、破折歯片の継続的な動揺による機械的刺激から炎症性物質が産生され、歯周組織の破壊が進行する。無髄歯の破折は、初期に自覚症状が少ないため、放置されて重症化するケースが多い。そのため、歯科医師側からの早期発見・対処が肝要である。これらの状況因子に対処する方法が、破折歯保存治療である。

破折歯接着治療（無髄歯、または破折線が歯髄腔に至った歯髄壊死症例）

　破折歯接着治療の基本は、表1のとおりである。これにより炎症の原因を除去し、処置歯を機能維持させるためには、①診査・診断（表2）、②術式選択（表3）、③技術の確立（後述）の3点が要点となる。詳細は既出論文や成書を参考にしてほしい[4]。急性と陳旧性の破折歯の対応は、汚染歯質の量と破折線周囲の肉芽の量の違いはあるが、基

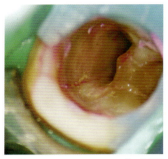
図❷　マイクロスコープの視野

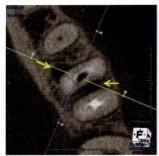
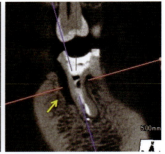
図❸　周囲骨吸収像から診る破折線CT画像診断

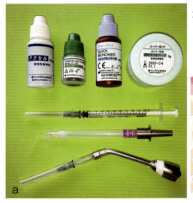
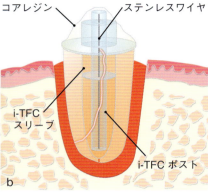

図❹　a：上段左から、アクセル（NaOCl使用後の還元剤）、脱灰時のコラーゲン劣化を防ぐ第二塩化鉄を添加した表面処理剤グリーン、操作時間が変わらず硬化時間を2/3に短縮したクイックモノマー液、根管に流れ込む低稠度と操作時間の延長を実現した混和ラジオペークポリマー。中段より、SB混和液の注入に使う1mLシリンジ（NIPRO）+ルートクリーンニードル23G（上）（ニシカ）、マルチサクション（中）、根管内の乾燥に使う加工スリーウェイシリンジ（下）
b：i-TFCシステム®（サンメディカル）模式図

本的に術式は同じである。また、破折片の分離・未分離により、口腔内接着法と、口腔外接着法に分類される。ケースにより、フラップ手術、破折歯接着修復後の意図的抜歯再植を組み合わせる。

技術の確立

　本治療法は、破折した歯を接着技法により強度を回復し、炎症を沈静させるため、感染・軟化象牙質の徹底的な除去が要点となる。口腔内接着法の場合、マイクロスコープの拡大視野が大きな助けになる（図2）。

　接着時の歯面の乾燥の徹底や気腫予防のためにも、マイクロスコープ下での操作が決め手となる。CT画像（水平断面像）からは、骨吸収像からマイクロスコープで確認できなかったクラックを見つけ出すこともあり（図3）、また、どの根管が根尖病巣に関与しているかも正確に捉えられる。長期の予後確立のために、各ステップに可能なかぎり質の高い処置を目指してほしい。

　また、材料の選択はとくに重要である。接着強度と生体親和性を兼ね備えたスーパーボンド®のなかでも、稠度が低く操作時間の長い混和ラジオペークポリマーの選択は、破折間隙を封鎖する効果が高い。そして、1mLシリンジの使用は、操作時間を大幅に短縮してくれる。口腔内接着法の最善の予後のために、間に合わせの材料ではなく、必ず事前に最適な材料と器具を用意してほしい（図4）。

インフォームド・コンセント

　破折歯接着治療は、スーパーボンド®の接着強度と露髄歯髄保存も可能[5]な生体親和性という優れた特性を利用して、従来の歯根破折→抜歯の流れ[6]に何とか対応しようと、眞坂ら臨床家が30数年来確立してきた治療法である[7,8]。歯根膜細胞においても科学的に材料の安全性が確認され[9]、破折歯接着治療における接着様態についても病理学的に確認されてきた[10]。しかしながら、スーパーボンド®という材料に特化された治療の成功事例であり、他の接着材料では予後に劣ることも病理学的に確認されている[11]。

　また、スーパーボンド®の操作上の注意点（次亜塩素酸ナトリウム［NaOCl］による接着阻害[12]や、硬化時間内の操作熟達）を遵守しなければ、想定し

表❹ 受診者へのインフォームド・コンセント

◆破折歯接着治療法の特殊性の説明
◆治療後のメインテナンスの重要性
◆材料の経年劣化による追加処置のリスクの承諾
◆受診者側要件の管理に対する同意 　ブラキシズム：夜間マウスピースの着用、対合歯の調整 　外科処置・審美性：経年的・外科的処置による補綴マージンの歯頸部露出のリスク 　定期観察：定期観察来院への同意 　食物の嗜好：処置歯に負担をかけすぎない食生活への配慮

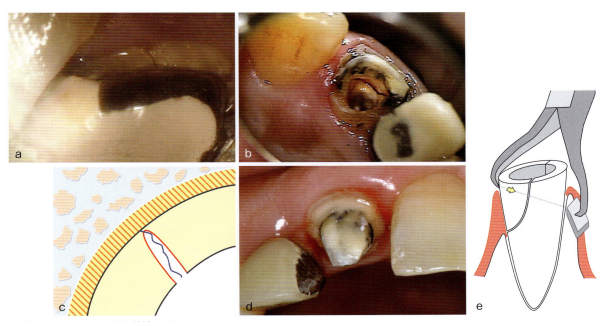

図❺　typeM-I 口腔内接着法症例
　a、b：口腔内で破折線確認。c：破折線周囲汚染歯質を可及的に除去する。d：フェルールは歯肉縁上1mm以上確保。経過観察時の破折線位置を補綴物装着前に写真で記録。e：破折面に垂直に圧接力をかける工夫

た成果が得られない。本治療法は、材料を選ばない一般的治療法ではないことを受診者に認識してもらい、そのメリットを理解してもらう必要がある。

破折歯は、修復後も機械的強度が破折前よりも増すことはなく、かつ、習慣的に破折を起こした歯は、過度な咬合応力に晒されていることが多い。術後の管理が重要であり、患者との事前のインフォームド・コンセントが必須である（表4）。

当院では、1982年より破折歯接着治療を行って35年が経過し、術式が確立した2006年以前の症例でも、6～7割近い歯が10年以上機能してきた[13]。一方、症例数は少ないが、術後数年を経過して排膿や腫脹を起こすケースもあるが、フラップ処置などの追加処置を加えることで10年以上機能させている。そして、どのような補綴治療も、完成時からの経時的な劣化は避けられないことから、人生80年余の限られた時間のなかで、10年以上ブリッジやインプラントなどの次の補綴物への移行を遅らせ、「生涯自分の歯で咬める喜び」を実現する治療法と説明している。また、咬合応力への対応として、対合歯の削合・夜間のマウスピースの着用の承諾を基本としている。

症例1　口腔内接着法（M-I型）

初診：2013年5月。49歳、女性

主訴：1⏌の破折

3月ごろから歯肉腫脹と出血に気づく。近歯科医院にて歯根破折と診断され、投薬と隣接歯への固定処置を受ける。当院にて視診で破折線を確認した（図5a）。口腔内直接法で破折片固定と消炎を行い、症状が治らなければフラップ手術を行うことで同意を得る。次回来院時補綴物を除去し、根管内に破折線を確認（図5b）。破折線部

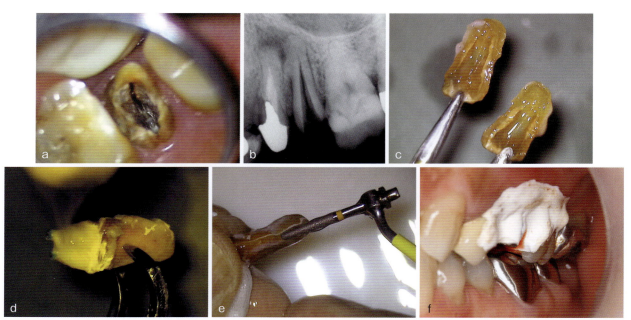

図⓺　a〜f：typeM-V 口腔外接着再植法

を超音波エンドファイルと超音波 ff ダイヤモンドバーで清掃し（図5c）、i-TFC 根築1回法[14]で破折片接着と根管充填・支台築造を同時に行った（図5d）。M-I 型の馬てい形破折片を接着させる際は、破折片のズレを防ぐため、破折面に対して垂直に押さえる必要がある。そのため、症例によっては図5eのように歯肉の上から破折片を圧接する（テンポラリークラウン撤去プライヤー：YDM 社を加工する）。経過観察時、腫脹の原因を破折線由来か他の原因による歯周組織の炎症であるか鑑別するために、破折線の位置やフェルールの量を記録するために最終補綴物装着前の口腔内写真（図5d）が有効となる。

臨床例2　口腔外接着再植法（M-V 型）

初診：2015年7月25日。54歳、男性
主訴：|5 歯根破折

6月上旬より歯肉の腫れ、排膿に気づき、近歯科医受診。補綴物除去して、歯根破折と診断（図6a、b）。当院にて M-V 型分離破折歯根症例で口腔外抜歯再植法の適用と診断した。

浸潤麻酔下で破折歯根を抜去し、#15c メスで肉芽の除去と生理食塩水注水下の超音波 ff ダイヤモンドバーで汚染歯質の除去を行い（図6c）、スーパーボンド®で破折歯片を接着し、i-TFC システム®で支台築造を行った（図6d）。生理食塩水中で硬化を待つ間に抜歯窩の肉芽を掻爬した。処置歯の完全硬化後、余剰セメントを超音波 ff ダイヤモンドバーで除去し（図6e）、抜歯窩に血液が満たされていることを確認してしてから、処置歯を抜歯窩に戻し、スーパーボンド®を用いて隣接歯固定と歯肉パックを同時に行った（図6f）。

長期保存のための留意点

破折歯は、接着治療によって消炎・鎮痛され機能回復したとしても、外傷性破折症例以外は日常的に過度な負荷のかかる環境下で歯を機能維持させなければならない。日常生活のなかでの習癖への注意の喚起から、マウスピースによる就寝時の外傷性咬合への対処をはじめとして、定期検診で破折部の炎症症状再発の早期発見と変化し続ける咬合への対処を心がけている。プロビジョナルレストレーションの脱離を繰り返す患歯は、脱離がおさまるまで、パラファンクション時の咬頭嵌合位以外の接触を、プロビジョナルの咬耗や光沢面、初診時の全顎石膏模型を参考にして最終形態を検討する[15]。干渉が避けられない個性咬合歯列の場合、マウスピースの就寝時着用を義務づけている。下顎最後方臼歯は、下顎前方位で上顎歯列を患歯

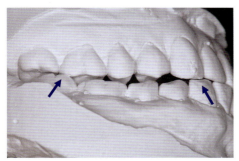

図❼　下顎最後方臼歯の咬合支持。本症例では、下顎前方位で右下顎犬歯と右下顎第2大臼歯で右側歯列を支えている

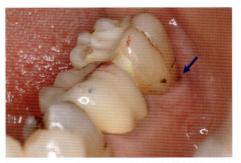

図❽　フェストゥーン。歯肉縁が輪状に盛り上がった状態

単独で支持するケースもあるため、要注意である（**図7**）。

　定期観察の際は、歯肉の変化や咬合の変化に注意する。歯への過大な負荷は、初期には歯肉のフェストゥーンや歯肉退縮、歯肉発赤やプロービング時出血として観察され、負荷が継続して生体免疫が低下すると、炎症が進行して歯肉腫脹、歯周ポケットの深化、歯周骨吸収、膿瘍や瘻孔（サイナストラクト）として現れる。初期の歯肉変化を見逃さず、補綴物の咬耗や光沢面を参考に咬合調整を行い、経過を観察する（**図8**）。

　腫脹の再発や瘻孔ができた場合は、外科的に破折線部の肉芽と汚染歯質を除去し、スーパーボンド®で再封鎖する。

　破折歯保存治療を求めて来院される受診者は、自分の歯を大切に思い、費用と時間を厭わないデンタルIQの高い方が多い。残念ながら保存の適応外であった場合においても、その理由とその受診者に最善の選択肢を丁寧に提示すれば、引き続きブリッジやインプラントの対応を望まれる方も少なくない。遠方から一縷の望みをかけて来院される受診者の連絡を受けるたび、破折歯保存治療を自信をもって受診者の方に診断・治療できる歯科医師が、日本各地に育ってくださることを願ってやまない。

　破折歯保存治療は、いったん行えばあっという間に治る魔法の杖ではない。また、歯内療法、補綴設計、咬合外傷に対する対応、材料の選択など、すべての分野にわたって高い技術レベルが要求される難易度の高い総合的技術である。しかしながら、受診者の口腔内の健康をサポートしながら一生をともに歩む志ある臨床家にとっては、みかけは平凡でも頼りになる杖となり、歯科医師と受診者の双方を助けてくれるだろう。

【参考文献】

1) 朝日新聞「歯『抜く・削る』から『接着』へ」．1998年1月25日，日曜版．
2) 財団法人 8020推進財団：永久歯の抜歯原因調査報告書．2005．
3) Martin Brännström: A hydrodynamic mechanism in the transmission of painproduced stimuli through the dentine. Sensory Mechanisms in Dentine, Pergamon Press, London, 1963: 73-79.
4) 眞坂信夫，福島俊士，下野正基，眞坂こづえ：i-TFC根築1回法による歯根破折歯の診断と治療．医歯薬出版，東京，2016：62-129．
5) 井上 孝，宮越照一：歯髄と4-META/MMA-TBBレジンの反応．接着歯学，32：36-62，2014．
6) 石井 宏（監・著）：歯牙破折の分類・診査・診断・マネージメント―世界の標準的なガイドラインと歯内療法専門医の臨床から学ぶ．デンタルダイヤモンド社，東京，2015．
7) 眞坂信夫：接着支台築造法―歯根破折の予防と破折歯根の保存．歯界展望，66：101-112，1985．
8) 長谷虎峰，今井庸二：メタルコア，スクリューピンとクラウンを用いた歯科用接着性レジンによる破折歯の治療　最長20年の臨床評価．Quintessence，23：149-157，2004．
9) 野口裕史，菅谷 勉，加藤 熈：縦破折した歯根の接着による治療法．第1報 培養歯根膜細胞を用いた接着性レジンセメントの毒性の検討．日歯保誌，40：1445-1452，1997．
10) Sugaya T, Kawanami M, Noguchi H, Kato H, Masaka N: Periodontal healing after bonding treatment of vertical root fracture. Dent Traumatol, 17: 174-179, 2001.
11) 菅谷 勉，加藤 熈：垂直歯根破折による歯周組織破壊と治療法の基礎的研究．歯科臨床研究，1：8-17，2004．
12) 片岡博樹，吉岡隆知，須田英明，今井庸二：4-META/MMA-TBBレジンの象牙質接着に及ぼす次亜塩素酸ナトリウムの影響．日本歯科保存学雑誌，42：241-247，1999．
13) 眞坂信夫，福島俊士，下野正基，眞坂こづえ：i-TFC根築1回法による歯根破折歯の診断と治療．医歯薬出版，東京，2016：152-155．
14) 眞坂信夫，関屋 亘，米田 哲，眞坂 こづえ，福島芳江，岡田常司：根築一回法の臨床成績．日本接着歯学会，33：37-43，2015．
15) 高澤博幸，関根 顕，村山千代子，松葉浩志，眞坂 こづえ：咬合 前歯歯冠形態およびガイドの非対称性についての認識：II．非対称性の歯冠修復．顎咬合誌，26：90-98，2006．

第2章　保存関連の接着

5 レジンコーティング

前野雅彦　*Masahiko MAENO*
日本歯科大学生命歯学部　接着歯科学講座

本項では、"保存関連の接着"の一項目として、「レジンコーティング」について、その背景・効果・臨床応用・術式などについて述べる。

近年のレジン接着システムの発展は目覚ましく、抗菌性、操作の簡略化、接着対象の多様化をはじめとして、さまざまな付加価値を有するものが多く登場している。もちろん、肝心なエナメル質・象牙質に対する接着も向上が図られており、口腔内を模した複合的なストレスを負荷した後も高品位な接着が維持される製品が市場に現れている[1]。

なかでも象牙質は、象牙質・歯髄複合体と呼称されるように、体内組織と捉えることができる。硬組織疾患による実質欠損または修復のための便宜的形成によって、外部組織であるエナメル質を喪失した象牙質は、何らかの手段による外部刺激からの保護が欠かせない。

わが国では、25年ほど前から、間接修復における接着を活用した形成象牙質面保護の概念が生まれた[2,3]。これが現在、成書や歯科医師国家試験で登場する、広く認知されていれる臨床手技「レジンコーティング法」となり、臨床に活用されている（図1）。また近年、海外においても、Immediate Dentin Sealingの名称で、レジン接着システムを活用した象牙質の被覆保護について注目が集まっている[4]。わが国が世界に先駆ける歯科保存臨床技法の1つであるといえるだろう。

レジンコーティングとは

レジンコーティングの教科書的定義を求めると、その内容は「（メタルフリー）間接修復に際して、印象採得に先立ち、形成歯面を樹脂材料によって被覆すること」となる。本手法の効果としては、①象牙質・歯髄複合体の保護、②接着力の向上、③適合性の向上、が挙げられる（表1）。また、主たる目的ではなく付加的なものとなるが、窩洞形態の調整（アンダーカットの除去）も注目すべき効果である。それぞれの効果について、その背景とともに記述する。

象牙質・歯髄複合体の保護

レジンコーティングの主目的ともいえるのが、形成によって露出した象牙質の保護である。Minimal Intervention（MI）の概念[5]は、歯科医療従事者のみならず患者側にも理解が広がりつつあり、歯質切削という行為に抵抗感を示す患者は珍しくない。一方で、審美性に長けたメタルフリー修復への意識も高まりをみせている。

陶材焼付金属冠からジルコニアを利用したオールセラミッククラウンへの移行や、チェアーサイド型CAD/CAMを用いた即日セラミック修復の発展は目覚ましい。また、2014年に小臼歯CAD/CAM冠修復が保険導入され、2017年には一定の条件付きで下顎第1大臼歯への適応拡大が行われた。インレー・アンレー修復および前歯部クラウ

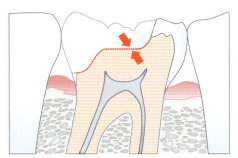

図❶ 間接修復における形成象牙質面を樹脂材料で被覆する

表❶ レジンコーティング法の主たる効果
レジンコーティングの効果
① 象牙質・歯髄複合体の保護 ② 接着力の向上 ③ 適合性の向上
アンダーカットの除去

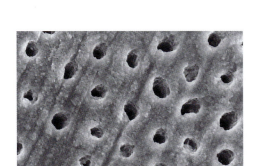

図❷ 浅〜中層部の象牙質。象牙細管が比較的まばらに開口している

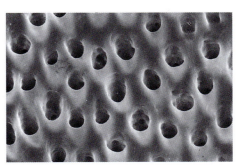

図❸ 深層部の象牙質。浅〜中層部より象牙細管の開口面積が著しく大きい

ン修復への拡大はまだ不透明であるが、社会保険制度に目を向けてもメタルフリー化を後押しする潮流がみてとれる。

しかし、アンダーカットが許容されないメタルフリー間接修復は、ラミネートベニアなどの例外を除き、修復物の破折防止、色調再現を目的として多量の歯質削除を求められる、MIとはいいがたい修復方法である。多量の歯質削除は、象牙質深層部への刺激の到達を招く。刺激の伝達路となる象牙細管に注目すると、浅層部・中層部と比較して、深層部の象牙質では、あきらかに直径が増加しているのがわかる（図2、3）。

当然、刺激の遮断のために暫間修復が行われるが、不十分な封鎖性や脱離のリスク、また暫間修復材料そのものの歯髄刺激は軽視できない。それら刺激の結果、術後疼痛の発生や、最悪の場合歯髄壊死に至る[6,7]こともあり、患者との信頼関係に影響を及ぼし得る。

そのような状況を防ぐべく、象牙質を被覆保護するのがレジンコーティングの有用性である。本法は形成後の歯面を被覆するため、印象採得、暫間修復、試適、装着という一連の操作それぞれにおいて生じる刺激を遮断できる。また、暫間修復物の脱落などのトラブルが生じた場合でも、患者の苦痛を最小限に留めることが可能となる。

🌿 接着力の向上

メタルフリー間接修復の長期的成功のためには、堅固な接着の獲得による、歯質との接着一体化が必要不可欠である。メタルフリー化の潮流とともに、接着性レジンセメントシステムは近年著しい発展を遂げているが、修復物の脱落・破折を完全に制御するには至っていないのが現状である。

メタルフリー修復の際には、レジンコーティングを施すことによって、メタルフリー修復物と歯質との接着力が向上することが多く報告されてい

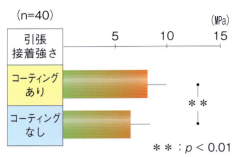

図❹ コーティングを行うことで、荷重ストレス付加後も高い引張接着強さが維持できる[9]

る。その理由としては、暫間修復による象牙質の汚染防止[8]や、修復物・歯質・セメントの弾性率の違いから生じる応力に対する緩衝材（ストレスブレーカー）としての役割（図4）[9]などが挙げられている。

適合性の向上

修復物の長期予後を考えるうえで、接着力とともに重要なのが適合性である。適切な歯冠形態の回復を図るには、窩洞・支台歯と良好に適合した修復物が必須となる。辺縁の不適合は、プラークの堆積や二次う蝕の発生、細菌の侵入による歯髄炎の発症、審美性の低下など、不良予後のリスクとなる[10,11]。よって、適合性の観点からも、レジンコーティングの励行により向上を図るのが望ましい。また、近年の歯冠修復において中心的な役割を担いつつあるCAD/CAM修復では、光学印象の特性およびミリングバーの先端部形状による修復物形態の制限のために、鋭縁部のない円滑な窩洞・支台歯形態が求められる。このような形態を得るために、切削・形成をもって対応すると、当初の想定以上の歯質削除量となることが少なくない。レジンコーティングの適用は、アンダーカット部を補償しつつ、窩洞・支台歯形態を円滑化することで適合性を向上させることができる[12]。今後も歯科のデジタル化は拡大し、CAD/CAM修復が占める割合も増加すると思われるため、本手法のますますの貢献が見込まれる。

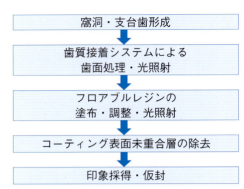

図❺ メタルフリー間接修復におけるレジンコーティングの手順

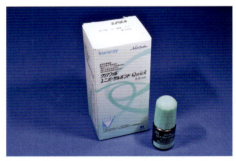

図❻ クリアフィル® ユニバーサルボンドQuick（クラレノリタケデンタル）

レジンコーティングの臨床応用・術式

臨床応用に際しての手順を図5に示す。それぞれのステップについて、解説を行う。

1．窩洞・支台歯形成

形成に際しては、メタルフリー修復における通法にしたがって行う。う蝕罹患象牙質の進展部位によっては、アンダーカットの発生や、歪な形状を呈する場合もあるが、レジンコーティングを行うことによってある程度の形態の補正が可能であるため、この時点で無用な歯質削除を行わないように心がけたい。

2．歯質接着システムによる歯面処理・光照射

形成後の歯面に対してボンディングシステムを用いて歯面処理を行う。接着力の向上に寄与する緩衝材（ストレスブレーカー）としての役割は、本ステップに引き続き塗布されるフロアブルレジ

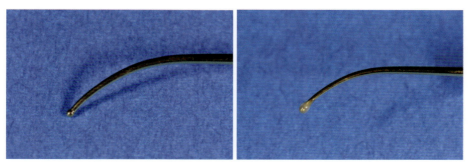

図❼　インスツルメントによるフロアブルレジン採取。狙った場所に塗布しやすい

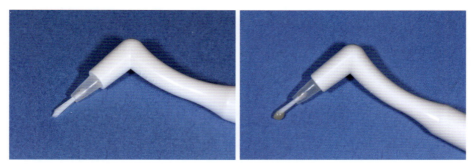

図❽　小筆によるフロアブルレジン採取。比較的大量のレジンを塗布する際に有用

ンが主体を成すため、ボンディング層は可及的に薄く保ちたい。ボンディング層は、使用するシステムによって強固な接着を獲得するために求められる最適厚さが異なることが報告されている[13]。そして、一般的に2ステップセルフエッチシステムでは厚いボンディング層が、オールインワンシステムでは薄いボンディング層が形成される。筆者は、極薄のボンディング層として高い接着強さを発揮する、塗布後の待ち時間を必要としない1ステップセルフエッチシステム、クリアフィル®ユニバーサルボンド（クラレノリタケデンタル）（図6）などを用いている。

3．フロアブルレジンの塗布・調整・光照射

ボンディングシステムによる歯面処理に引き続き、歯面にフロアブルレジンを塗布する。用いる材料としては、流れのよいフロアブルレジンであればどれを選択しても構わないと考える。筆者はハイフロータイプのフロアブルレジンを使用している。

塗布に際しては、インジェクションタイプのチップ先端から直接塗布することも可能だが、塗布量のコントロールがやや困難となる。過度にフロアブルレジンを塗布すると、窩洞・支台歯形態が大きく変化し、修復物の厚み減少、破折リスク上昇という本末転倒の結果を招く場合があるため注意されたい。いったん、レジンを紙練板などの上に出し、適量を探針や小筆で移送するのがよいだろう。巻末企画（P.166）でも紹介させていただくが、狭小な部位へ応用する場合には、先端が小さなボール状に加工されたインスツルメントを用いると、容易にレジンを採取・塗布を行うことができる（図7、8）。

レジンコーティングの場合、薄層のレジン塗布となるため、光照射に際して、通常の充填で悩みの種となるCファクターに留意する必要はほとんどない。しかし、往々にして光照射器の照射筒先端からレジン塗布面までの距離が遠くなることが多いため、本来よりも延長した光照射を行って

おくと安心である。
　また、従前ではクラウン修復におけるレジンコーティングの際は、修復物の製作工程や装着時の取り扱いを考慮し、ボンディングシステムのみによる極めて薄層のコーティングが行われてきた。しかし、CAD/CAMセラミッククラウン修復を対象とした研究では、フロアブルレジン併用のレジンコーティングであっても適合性が向上するとの報告がある[14]。これは、同法の特徴である支台歯形態の円滑化に加え、CAD/CAMの特徴としてマージン部分はタイトな、内面は比較的余裕のある修復物が製作される傾向があるため、コーティングの厚さが補償されたものと考えられる。歯髄保護および接着力の観点からはフロアブルレジン併用法が優れていることはあきらかであるため、同様の修復を行う際には参考にしてほしい。

4．コーティング表面未重合層の除去

　光照射直後のコーティング表面には、空気と接することによる未重合部分が存在している。直接修復の場合には積層充填に寄与する重要な部位であるが、間接修復に際しては、印象採得材の面荒れや仮封材の吸着、唾液による汚染を生じるため、除去しなければならない。幸いなことに、エタノールを含ませた綿球などで清拭することで、簡単に除去が可能である。

5．印象採得・仮封

　印象採得・仮封については、通法にしたがって行う。仮封除去時に歯面に残留した仮封材は、修復物装着の際に用いる接着性レジンセメントの接着阻害因子となるため、完全に除去する必要がある。生活歯への修復の場合、レジンコーティングを行っておくことにより、歯面への刺激を緩和し、この工程における患者の苦痛を軽減することが可能である。なお、レジンコーティング後のレジン系暫間修復物および暫間セメントの除去については、注水下でのポリッシングブラシによる清掃が有効であると報告されている[15]。

レジンコーティングの臨床応用

　実際の臨床例を示す。
　患者は、22歳の女性。|5の一過性の冷水痛を主訴として来院。開口時に金属が見えることも気にしており、この機会に審美的修復物に交換したいとのこと。MODセラミックインレー修復を行うこととした（**図9**）。
　旧修復物を撤去したところ、近遠心歯肉側壁マージンから軸面に進展するう蝕を認めたため、検知液を併用しつつ罹患歯質を完全除去した（**図10**）。
　1ステップセルフエッチシステムとフロアブルレジンを用いてアンダーカット部を補償しつつ、窩洞内面にレジンコーティングを行った。窩洞マージンが咬合面に位置するインレー修復であるため、クレビスの発生を考慮し、塗布の際には各種インスツルメントを用いて可及的に象牙質面に限局した被覆となるよう心がけた。コーティング後の歯面はエタノール綿球で未重合層の除去を行った（**図11**）。
　CAD/CAMシステムを用いて修復物の作製・装着を行った。現在6年間が経過しているが、良好な経過を辿っている（**図12**）。

これからのレジンコーティング

　レジンコーティングは、歯科医療の現場では極めて一般的な材料のみを用いて、数多くのメリットを生み出し、患者・国民の幸福に寄与できる素晴らしい手法である。今後、同手法は発展拡大の一途を辿るであろうメタルフリー修復、CAD/CAM修復とともに、いままで以上に歯科医療に貢献していくであろう。
　また、超高齢社会であるわが国では、う蝕や破折、知覚過敏に関連する潜在的リスクといえる歯の微小亀裂が、今後の懸念として挙げられる。本項冒頭で述べた定義から一歩踏み出して考えれば、

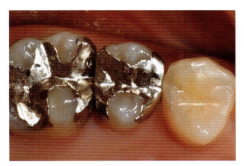
図❾ 初診時

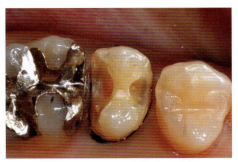
図❿ 旧修復物およびう蝕罹患歯質除去後

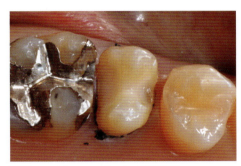
図⓫ レジンコーティング適用後

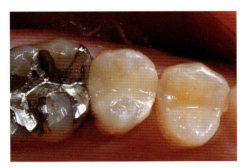
図⓬ 最終修復物装着後

この微小亀裂に対する樹脂による浸透被覆処置も1種のレジンコーティングと捉えることができ、実際に対応策としての研究開発が行われている[16]。これらを含め、「樹脂材料による歯の被覆保護」の概念は、今後ますますの発展が予想される。

【参考文献】

1) 林 孝太朗, 他：口腔内環境想定の複合ストレス負荷条件下における"待ち時間なし"オールインワン接着システムの歯頸部接着評価. 日歯保存会講演抄集, 145：46, 2016.
2) 猪越重久：仮封について 低粘性コンポジット（Protect Liner）を用いた象牙質面保護法. 接着歯学, 10：250, 1992.
3) 佐藤暢昭：低粘性コンポジットレジンによる象牙質接着保護法の実際. 接着歯学, 12：41-48, 1994.
4) Nawareg MM, et al.: Adhesive sealing of dentin surfaces in vitro: A review. Am J Dent, 28: 321-332, 2015.
5) Tyas MJ, et al.: Minimal intervention dentistry--a review. FDI Commission Project 1-97. Int Dent J, 50: 1-12, 2000.
6) Bergenholtz G, et al.: Endodontic complications following periodontal and prosthetic treatment of patients with advanced periodontal disease. J Periodontol, 55: 63-68, 1984.
7) Sukapattee M, et al.: Effect of full crown preparation on pulpal blood flow in man. Arch Oral Biol, 70: 111-116, 2016.
8) Magne P, et al.: Immediate dentin sealing improves bond strength of indirect restorations. J Prosthet Dent, 94: 511-519, 2005.
9) 前野雅彦, 他：CAD/CAMセラミックアンレー修復の接着 象牙質レジンコーティングが窩洞内接着強さに及ぼす効果. 接着歯学, 32：77-87, 2014.
10) Fontana M, et al.: An in vitro microbial model for studying secondary caries formation. Caries Res, 30: 112-118, 1996.
11) Contrepois M, et al.: Marginal adaptation of ceramic crowns: a systematic review. J Prosthet Dent, 110: 447-454, 2013.
12) 前野雅彦, 他：レジンコーティングと咀嚼環境想定の動的荷重がCAD/CAMセラミックアンレー修復の窩底部接着強さに及ぼす影響. 日歯保存会講演抄集, 139：91, 2013.
13) 新田俊彦, 他：歯面処理法と光照射器の違いが新規2ステップ型セルフエッチングプライマーシステムの初期接着に及ぼす影響. 接着歯学, 34：108, 2016.
14) 鴇田智重, 他：レジンコーティングが大臼歯に対するCAD/CAMセラミッククラウン修復の適合性に及ぼす効果. 接着歯学, 35：67, 2017.
15) Kanakuri K, et al.: A Influence of temporary cement remnant and surface cleaning method on bond strength to dentin of a composite luting system. J Oral Sci, 47: 9-13, 2005.
16) 河本 芽, 他：レジンインプレグネーション法によって処置されたエナメル質微小亀裂の審美的変化. 日歯保存会講演抄集, 147：162, 2017.

第2章 保存関連の接着

6 ダイレクト修復がうまくなりたい
成功のための臨床ステップ

保坂啓一 Keiichi HOSAKA
東京医科歯科大学大学院　医歯学総合研究科　口腔機能再構築学講座　う蝕制御学分野

■ MIDとしてのダイレクト修復と適応拡大の可能性

　2000年にFDIによって提唱されたMinimal Intervention（MI）は、2016年、Minimal Intervention Dentistry（MID）に再定義され[1]、ダイレクト修復（直接法コンポジットレジン修復）は、MIDを支える接着修復治療法の1つとして、全世界でその意義が深まっている（図1）。そのような背景のもと、ダイレクト修復は、ブラックの窩洞分類に当てはまるような典型的症例（図2）にとどまらず、歯の破折、形態改善、離開歯列の空隙閉鎖、ベニア、トゥースウェア、モノブロック修復、ダイレクトブリッジ、さらには咬合挙上を伴うフルマウス・リコンストラクションまで、症例によって適応範囲を広げている[2〜4]。

■ ダイレクト修復の臨床ステップ〜10のポイント〜

　ダイレクト修復は、いうまでもなく口腔内で完成させる治療である。したがって、その成功のためには術者の知識、技術、経験が問われる。本項では、基本となる10のポイントについて解説する。

1．う蝕感染象牙質除去の指標と除去法

　日常臨床において、ダイレクト修復が多く活躍する場面は、う蝕治療といえるだろう。う蝕治療の目的は、う蝕感染象牙質の除去であり、再石灰化可能なう蝕影響象牙質は残置しなければならない。ただし、う蝕影響象牙質への接着については、健全象牙質への接着と比較し、40％程度低下することから[5]、失活歯への修復では十分な歯質が残っていれば、う蝕影響象牙質を除去することも検討する。

　う蝕除去の指標として、う蝕検知液の使用が推奨されており、う蝕影響象牙質を染色しないポリ

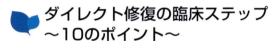

図❶　ダイレクト修復の利点
- ✓低侵襲
- ✓高接着性能
- ✓マージン適合性（セメントラインレス）
- ✓審美性
- ✓歯質の機械的強度との類似性
- ✓少ない治療回数
- ✓易補修性

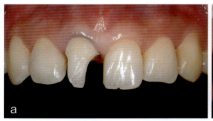 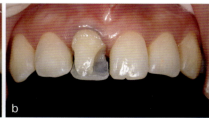 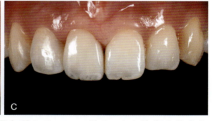

図❷　a：1|窩洞形成後。圧排糸を挿入している。b：コンポジットレジンを積層充填する。c：ダイレクト修復を終えた

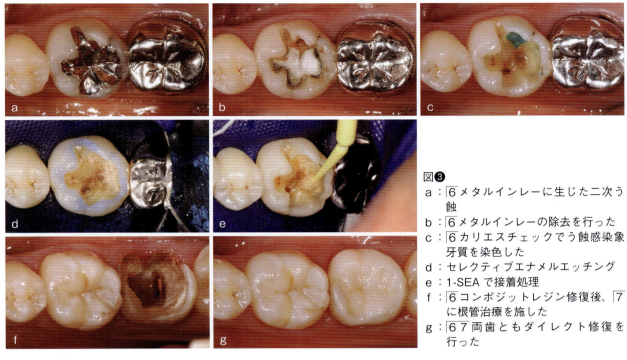

図❸
a：|6 メタルインレーに生じた二次う蝕
b：|6 メタルインレーの除去を行った
c：|6 カリエスチェックでう蝕感染象牙質を染色した
d：セレクティブエナメルエッチング
e：1-SEA で接着処理
f：|6 コンポジットレジン修復後、|7 に根管治療を施した
g：|6 7 両歯ともダイレクト修復を行った

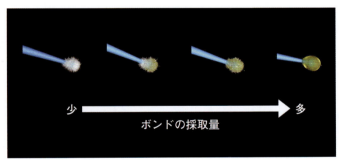

図❹　1-SEA は、マイクロブラシに十分量のボンドを採取する

プロピレングリコール（分子量300）配合う蝕検知液（カリエスチェック［日本歯科薬品］）と、う蝕影響象牙質を染色するプロピレングリコール（分子量76）配合う蝕検知液（カリエスディテクター［クラレノリタケデンタル］など）を使い分ける（図3）。

2．ベベル付与は必要か？

前歯においても臼歯においても、ベベルの付与がコンポジットレジン修復の成功率を向上させるかどうかについては、現在もその臨床的有効性はあきらかとなっていない[6,7]。よって、前歯修復でも臼歯修復においても、原則、積極的にベベルは付与せず、エナメル質鋭縁を削除する程度とする。

ただし、3級や4級修復において、臨床上、唇側に遊離エナメル質を残す場合がよくあるが、このような場合、術後、審美性が予想どおりに回復されない経験をしたことはないだろうか。これは、コンポジットレジンのカメレオン効果（周りの歯の色調に馴染む性質）が発揮されないことによる[8]。このような場合、45°[8]を基準として唇側に広いベベルを付与すると、良好な結果を得ることができる。

エナメルベベルを付与する場合には、微小亀裂の発生を避けるため、エクストラファイン、スーパーファインのダイヤモンドバーを用いて行う[9]。

3．1ステップ接着システムはどこまで使えるのか？──2ステップ、1ステップの使い分け

リン酸でエッチングを行うエッチ＆リンスシス

テムと比べ、酸性機能性モノマーによるマイルドな脱灰能をもつセルフエッチングシステムは、エナメル質・象牙質両方に良好な接着性を示し、術後疼痛の少ない良好な臨床成績に大きく寄与する。現在では2ステップのセルフエッチングシステム（2-SEA）が最も信頼性の高い接着システムカテゴリーのひとつと考えられている[10]。実験室における接着試験では、象牙質の凝集破壊やコンポジットレジンの凝集破壊が観察されるほど、近年の接着システムの接着性能は高い[11]。したがって、破折歯の修復や少数歯欠損補綴を目的としたダイレクトブリッジ症例などのように、最大限の接着強度を必要とする場面で、その威力を発揮する。

一方、操作の簡略化を狙った1ステップのセルフエッチングシステム（1-SEA：**図4**）は、スピーディな修復を可能にすることから、臨床家にたいへん好まれており、なかでもユニバーサルコンセプトを導入した製品が注目を集めている。"ユニバーサル"の定義は各社異なるが、歯以外の金属・セラミックスにも接着する「多目的化」、リン酸エッチングの併用を狙った「マルチモード化」、光の到達しにくい場面を想定しレジンセメントやコア用コンポジットレジンといったデュアルキュア製品との併用を意図した「多用途化」などが意図されている。

これまで、1-SEAは、2-SEAと比較し親水性が高く、またボンド内に溶媒残存が起こり、実際、接着性能も高くなかった[12, 13]ことから、その臨床応用には懐疑的な考え方があったが、2014年には、1-SEAの臨床成績は2-SEAと変わらないという報告（歯頸部欠損修復の平均脱離率）が発表され[14]、現在ではブラックの窩洞分類ができるような典型的窩洞の修復症例への1-SEAの臨床応用についての懸念は払拭されているようである。しかし、最新の研究では、1-SEAを用いて作製したコンポジットレジン—象牙質接着界面の8年後の状態を詳細に分析したところ、接着強度の低下は認め

られなかったものの、ボンド層の機械的強度はあきらかに低下していた[15]。

近年では、1-SEAの弱点であった吸水性を低減し、機械的強度をさらに向上した新しい1-SEA[16]も開発されてきており、接着耐久性を兼ね備えた1-SEAと期待されている（図4）。

1-SEAの使用上のポイントは、接着材そのものがボンド層となることから、複雑な窩洞でも確実に塗布することと、適切なエアブローによってボンドに含まれる溶媒を徹底的に除去すること（P.134第5章1項参照）である。

4. セレクティブエナメルエッチングの併用は必要か？

セレクティブエナメルエッチングとは、リン酸を使わないセルフエッチングシステムにおいて、エナメル質のみ選択的にリン酸エッチングを行うことである。

多くの1-SEAは、ボンドの重合性を阻害しないよう酸性度が若干弱い設計になっているので、リン酸を用いたセレクティブエナメルエッチングが耐久性を向上させる[17]。2-SEAについても、リン酸エッチングは接着強度を向上させ、臨床的には経時的なマージン着色の出現率を低下させる効果がある[18]。ただし、象牙質にエッチング材が付着した場合、接着性能が低下するだけでなく、術後疼痛など大きなトラブルに繋がる可能性があるので、シリンジタイプのエッチング材を使用すべきである。

5. 積層充填の重要性——重合収縮のコントロール

大型窩洞にコンポジットレジンを用いる機会も増えているが、そのような症例では、フロアブルレジンによるライニングと積層充填を積極的に応用する。ライニングは凹凸のある窩底を平坦化し、フィリングギャップの防止に役立つばかりか、重合収縮量を減少し、ボンドレジンの重合を促進させることによって窩底部の接着性を向上する。

「第一層はなるべく薄く、そして、より多くの層

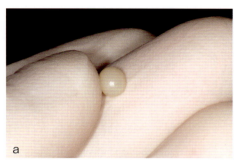

図❺　a：コンポジットレジンを指で丸めてはいけない。b：指で丸めたコンポジットレジンに積層充填を行うと、コンポジットレジン同士の接合界面に気泡が混入するリスクが高まる

に分けて積層充填すること」がポイントである[19]。

　また、ユニバーサル（ペースト）タイプのコンポジットレジンを指で丸めて充填すると、コンポジットレジンのヌレが低下し、高確率で界面に気泡が混入するため行ってはならない（図5）。

6．コンポジットレジンの色調適合性

　前歯審美領域では、対話距離でも人工物とわからない色調を再現する必要がある。色合わせで失敗しやすい症例としてまず挙げられるのが、唇側面も口蓋側面もない突き抜け窩洞である。コンポジットレジン特有の性質である半透明性によって光が透過し、修復物が暗くなりやすく、失敗修復となる。ヒトの視覚は白黒に対して敏感である。したがって、オペークシェードやボディシェードといった光拡散性のあるコンポジットレジンの使用が必要となる。

　どのシェードをどの程度の厚みで用いるかについては、使用するコンポジットレジンごとに異なり、慣れるしかない。次に、失敗修復になりやすいのは、広範囲の窩洞に対して、単色シェードで充填するような場合である。一般的に、ヒトの歯は場所によって色調が異なっているので、広い窩洞を単色で充填すれば、自然感は損なわれてしまう。

　基本的に、彩度の高い（色の濃い）歯と彩度の低い（色の薄い）歯を比べた場合、後者のほうが色合わせが容易である。したがって、テトラサイクリン変色歯や高齢者の歯のように、ターゲットシェードの彩度が高い症例では、戦略的に術前にホワイトニングを行う[20]。

7．光照射――5㎜照射距離が離れれば光強度は半減

　ボンディング材および、コンポジットレジンを確実に重合させることは非常に重要である。5㎜照射距離が遠くなると、光強度はおよそ半減し、接着強さも半分程度に低下する[21]。したがって、深在性の窩洞では、照射距離をなるべく短く保ち、照射時間を延長する、より光強度の高い照射器を選択する、適切なライトガイドを選択するなどが必要である。

8．形態修正が審美性を決定する

　2005年、FondriestはQDTの論文で、前歯部のシングルレストレーションにおける審美性決定要素について、「最も重要なものは外形であり、表面性状、明度、透明性、彩度、色相と続く」と述べている。

　コンポジットレジンの業者指示に則って正しく積層充填を行ったとしても、形態が悪ければ適切なシェードが反映されず、自然観のある色調とならない。適切な形態は光の反射や透過性に影響を及ぼし、コンポジットレジンに高い審美性を与える。しかし、適切な解剖学的形態の再現というのは、「言うは易く行うは難し」であり、適切な器

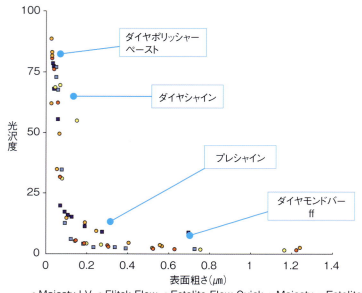

図❻ 各コンポジットレジンの表面粗さと光沢度との関係[22]に、ジーシー研磨システムを用いた場合のソラーレA2のデータ（青丸：ジーシー提供）をプロットして重ねた

具やテクニックを用いて練習が必要である。最新のコンポジットレジンは、シェード数を絞ってデザインされているものが多く（例：エッセンシア；ジーシー、ceram. x one UNIVERSAL；デンツプライ）、形態修正の重要性がより高まっているといえる。

9. 研磨のキモはダイヤモンドペーストの使用

咬合調整や形態修正を終えたコンポジットレジン表面には、微小な凹凸が存在している。最新のコンポジットレジンの多くは研磨性が非常に高く、1ステップの研磨システムでも容易に光る。粗さと光沢度の関係をみると（**図6**）、最終研磨に近づくにつれて、わずかな表面粗さの低下によって光沢度が急激に増加することがわかる[22]。同図に、ジーシーの研磨システム（ダイヤモンドバー→プレシャイン→ダイヤシャイン→ダイヤポリッシャーペースト）を使用した場合の、同社製コンポジットレジン、ソラーレの表面粗さと光沢度をプロットすると、シリコーンポイントで研磨した後のダイヤモンドペーストを用いた最終研磨が、光沢度を高めるうえでいかに重要かがよくわかる。

10. ダイレクト修復のメインテナンスは再研磨と咬合調整

経時的にコンポジットレジン表面の光沢度は低下するため、メインテナンス時には、再研磨を行う。マージンの変色や不適合があれば、まずは同じく再研磨で対応し、解消しなければ補修（リペア）による対応となる。歯は咬合面だけでなく隣接面も摩耗し、つねに動的な環境に置かれているため、メインテナンス時には咬合調整を行って、咬合力を多数歯に分散させ、かつ歯軸方向に伝達させることにより、上下顎歯列の安定した咬合接触関係を作る。修復したコンポジットレジンにも、必要であれば削合や添加を積極的に行うべきである。

🍃 ダイレクト修復の成功とは？ 補修はダイレクト修復の生存率を向上する

ダイレクト修復において、"脱離"はもはや臨床的な問題ではない。マージン着色と、コンポジットレジンの破折が起こる可能性のあるトラブルである。しかし、適切な対処（リファービッシュかリペア）を行えば、ダイレクト修復の生存率は増

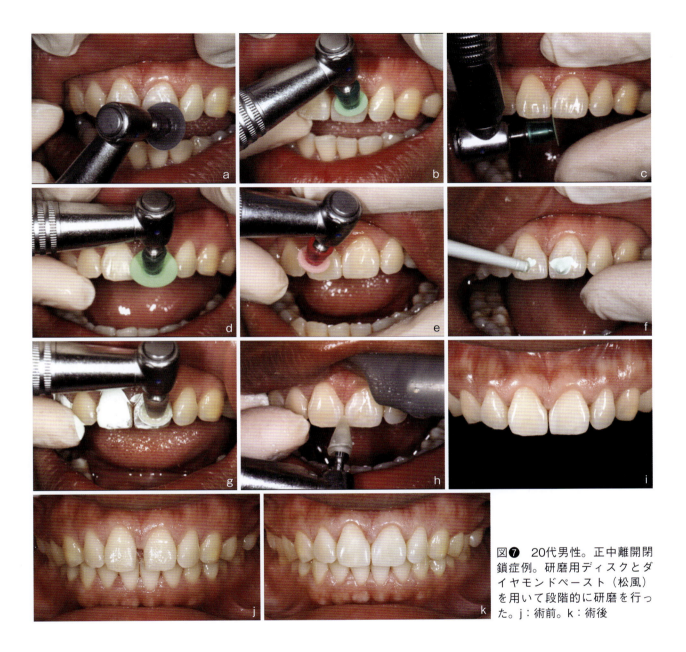

図❼ 20代男性。正中離開閉鎖症例。研磨用ディスクとダイヤモンドペースト（松風）を用いて段階的に研磨を行った。j：術前。k：術後

加し、寿命は延長する[23]。

　ダイレクト修復において重要なのは、上記のトラブルを失敗とみなさないこと、および再修復ではなくリペアでリカバリーすることである[1]。「低侵襲のダイレクト修復をリペアにより最大限もたせて、より侵襲性の高い治療を先送りすること」が、MIDの重要なコンセプトである（図8）。リペアの詳細については、P.122第4章2項を参照されたい。

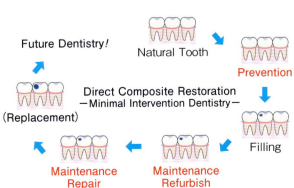

図❽ MIDとしてのダイレクト修復サイクル

【参考文献】

1) Federation FDIWD. FDI policy statement on Dental Unit Water Systems and microbial contamination: Adopted by the FDI General Assembly: September 2016, Poznan, Poland. Int Dent J, 67 (1): 4-5, 2017.

2) 保坂啓一, 高橋真広, 中島正俊, 田上順次：文献 & 臨床 でひも解く CR 修復総まとめ. クインテッセンス, 34 (8): 1654-1679, 2015.

3) Loomans BAC, Kreulen CM, Huijs-Visser H, Sterenborg B, Bronkhorst EM, Huysmans M, et al.: Clinical performance of full rehabilitations with direct composite in severe tooth wear patients: 3.5 Years results, Journal of dentistry, 70: 97-103, 2018.

4) 小林賢一, 保坂啓一：重篤な Tooth Wear 症例に対する合理的なフルマウスリコンストラクション. クインテッセンス, 37 (1)：2018.

5) Nakajima M, Hosaka K, Yamauti M, Foxton RM, Tagami J：Bonding durability of a self-etching primer system to normal and caries-affected dentin under hydrostatic pulpal pressure *in vitro*. Am J Dent, 19 (3): 147-150, 2006.

6) Heintze SD, Rousson V, Hickel R: Clinical effectiveness of direct anterior restorations — a meta-analysis. Dent Mater, 31 (5): 481-495, 2015.

7) Heintze SD, Rousson V: Clinical effectiveness of direct class II restorations — a meta-analysis. J Adhes Dent, 14 (5): 407-431, 2012.

8) Aida A, Nakajima M, Seki N, Kano Y, Foxton RM, Tagami J: Effect of enamel margin configuration on color change of resin composite restoration. Dent Mater J, 35 (4): 675-683, 2016.

9) Nishimura K, Ikeda M, Yoshikawa T, Otsuki M, Tagami J: Effect of various grit burs on marginal integrity of resin composite restorations. Journal of medical and dental sciences, 52 (1): 9-15, 2005.

10) Heintze SD, Ruffieux C, Rousson V: Clinical performance of cervical restorations — a meta-analysis. Dent Mater, 26 (10): 993-1000, 2010.

11) Sato K, Hosaka K, Takahashi M, Ikeda M, Tian F, Komada W, et al.: Dentin Bonding Durability of Two-step Self-etch Adhesives with Improved of Degree of Conversion of Adhesive Resins. J Adhes Dent, 19 (1): 31-37, 2017.

12) Sarr M, Kane AW, Vreven J, Mine A, Van Landuyt KL, Peumans M, et al.: Microtensile bond strength and interfacial characterization of 11 contemporary adhesives bonded to bur-cut dentin. Oper Dent, 35 (1): 94-104, 2010.

13) Van Landuyt KL, Mine A, De Munck J, Jaecques S, Peumans M, Lambrechts P, et al.: Are one-step adhesives easier to use and better performing? Multifactorial assessment of contemporary one-step self-etching adhesives. J Adhes Dent, 11 (3): 175-190, 2009.

14) Peumans M, De Munck J, Mine A, Van Meerbeek B: Clinical effectiveness of contemporary adhesives for the restoration of non-carious cervical lesions. A systematic review. Dent Mater, 30 (10): 1089-1103, 2014.

15) Hosaka K, Hayashi J, Araoka D, Ikeda M, Nakajima M, Chiba A, Foxton R, Wurihan, Shibata Y, Miyazaki T, Tagami J: Eight-year Durability of Resin-dentin Interfaces of a 1-SEA. IADR/PER General Session, 2018.

16) 久野裕介, 荒岡大輔, 高橋真広, 保坂啓一, 中島正俊, 田上順次：親水性多官能アミド系モノマーを含有した新規ワンステップセルフエッチングシステムの象牙質接着性能. 特定非営利活動法人日本歯科保存学会学術大会プログラムおよび講演抄録集, 144 回：23, 2016.

17) Sato T, Takagaki T, Matsui N, Hamba H, Sadr A, Nikaido T, et al.: Morphological Evaluation of the Adhesive/ Enamel interfaces of Two-step Self-etching Adhesives and Multimode One-bottle Self-etching Adhesives. J Adhes Dent, 18 (3): 223-229, 2016.

18) Peumans M, De Munck J, Van Landuyt K, Van Meerbeek B: Thirteen-year randomized controlled clinical trial of a two-step self-etch adhesive in non-carious cervical lesions. Dent Mater, 31 (3): 308-314, 2015.

19) Chikawa H, Inai N, Cho E, Kishikawa R, Otsuki M, Foxton RM, et al.: Effect of incremental filling technique on adhesion of light-cured resin composite to cavity floor. Dental materials journal, 25 (3): 503-508, 2006.

20) 保坂啓一, 高橋真広, 池田正臣, 中島正俊, 大槻昌幸, 田上順次：MI とアンチエイジングを主題としたダイレクトベニア修復. 歯科審美, 27 (2)：144, 2015.

21) Ogisu Shinichiro RK, Alireza Sadr, Kazunari Matoba, Norimichi Inai, Masayuki Otsuki, Junji Tagami: Effect of convergent light-irradiation on microtensile bond strength of resin composite to dentin. Int Chin J Dent, 9: 45-53, 2009.

22) Takanashi E, Kishikawa R, Ikeda M, Inai N, Otsuki M, Foxton RM, et al.: Influence of abrasive particle size on surface properties of flowable composites. Dent Mater J, 27 (6): 780-786, 2008.

23) Casagrande L, Laske M, Bronkhorst EM, Huysmans M, Opdam NJM: Repair may increase survival of direct posterior restorations - A practice based study. Journal of dentistry, 64: 30-36, 2017.

第3章

補綴関連の接着

第3章 補綴関連の接着

1 ラミネートベニア

北原信也 *Nobuya KITAHARA*
東京都・TEAM東京 ノブレストラティブデンタルオフィス

　毎日の歯科臨床において「接着」ほど必要不可欠な操作ステップはない。20世紀における3大歯科革命は「インプラント」「PFM（メタルボンドクラウン）」そしてこの「接着」であるといわれている。従来、私たちは、充填、修復・補綴治療においてセメントを用いた「合着」が主流であったが、コンポジットレジンが直接的な修復材料に加わったことにより「合着」から「接着」に変わることで、劇的な変化であったことは容易に想像できる。また、コンポジットレジンは自らが修復材料でありながら、接着材料としても使用されるもので、とくにラミネートベニア治療においては欠かせない接着材であるといえる（図1）。

ラミネートベニア治療の特殊性

　窩洞充填やインレー治療においてはボックスフォーム形態に、またオンレーやクラウン治療では360°の支台歯形成において、第1面を維持形態とするシリンダー形成を目標とすることから、ともにその歯と修復・補綴材料との被着面には、ある程度の摩擦が生じる形態となる。そのため、脱離、脱落に対して抵抗性と維持をもつと考えられるが、ラミネートベニア治療においては、その維持を接着にのみ頼るものであることから、確実な接着操作が重要であると考える。ゆえに歯科治療のなかで「接着＝ラミネートベニア」とまでいわれる所以であると考える（図2）。

ラミネートベニアの接着

　接着における重要な考え方は「経年的な予知性」である。予知性を高めることとは、一言に、従来の合着とは異なり、一体化してしまうことである。また、とくにラミネートベニアにおいて、歯質側の形成は「エナメル質内」が原則とされるが、これはエナメルボンディングによる確実な接着が確立しているからである。しかし、臨床においてエナメル質内に100％形成できる可能性は限りなく低く、実際は可及的にエナメル質を残すものの、象牙質の露出をいかに小さくできるかが鍵となることを理解したい。
　一方、セラミックス側では、プライマーを使用することで、接着を確実なものにしなくてはならない。したがって、ラミネートベニアの接着は、接着力をもたないレジンセメントを介して歯質側とセラミックス側の両サイドに対する接着が必要となる（column1）。

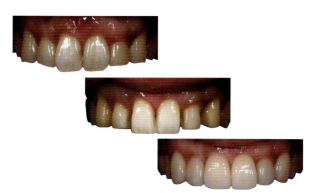

図❶　コンポジットレジンの接着により、従来の合着では不可能だったラミネートベニア治療が可能となった

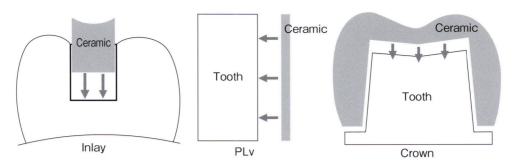

図❷ インレー、クラウンは面に囲まれており、摩擦による維持が期待できるが、ポーセレンラミネートベニアはボンディング材のみによって維持されている

ラミネートベニアの接着の実際

ラミネートベニアの接着では、歯質側とセラミックスの2面の接着面が存在することを前述した。ここではその2面についてそれぞれ考察する。

1. 歯質側（象牙質側）の接着

ラミネートベニアでは原則エナメル質内での形成であるが、実際にはほとんどのケースで1～2割の象牙質露出が起こっていると考えるべきである。時には3～4割の露出もある。個人的には4割の露出までは臨床上の適応と考えているが、象牙質接着について正しく理解していなければ対応すべきではない。ここでは接着において最も難しいといわれる、象牙質の接着について、そのメカニズムと接着のステップについて考察する。

現在、日常臨床で行っている接着システムは、エナメル質にはエッチング、象牙質にはEDTAにてマイルドエッチング、GMプライミング、そしてボンディング材を使用している。昨今のワンステップとは異なり、4ステップになるので煩雑になるようだ。しかし、このシステムで行った実験のコントロール群では象牙質とレジンセメントとの間のボンディング層が均一で薄くなっているのが確認できる（図4）。一方、セルフエッチングのワンステップタイプのプライミングボンディングシステムでは、深いタッグが形成され、厚いボンディング層が見られた（図5）。

現在のワンステップタイプのほとんどは、破壊された象牙質表面にあるアパタイト層と、理論上接着しないコラーゲン層に接着するために、ボンディング層を厚くすることで接着強さを補償している。したがって、各社のコマーシャルセメントの接着強さを比較してみると、有位差はないものの、SEM像を観察すると、経年的な予後に不安を残す

---

column 1：2つの面への接着処理

ラミネートベニアにおける接着とは、1つは歯質側、そしてもう一方の相手はセラミックスとなる。模式図のとおり、一般的には歯質のほうはボンディング材を使用、セラミックス側は表面処理（ガラス系セラミックスでは通常シランカップリング処理が有効とされる）することで、この2面がレジンセメントを介して接着する。つまり、2つの面に対して接着するための処理をしないと脱離することとなる（図3）。

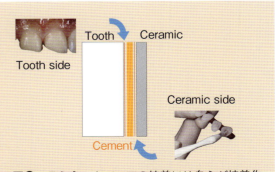

図❸ ラミネートベニアの接着には自らが接着作用がないレジンセメントを介して、歯質側とセラミックス側の両側ともに接着している必要がある

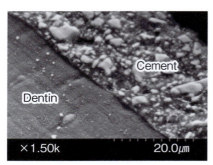

図❹　Control : EDTA , GM , 2step Bonding Agent , Flowable resin

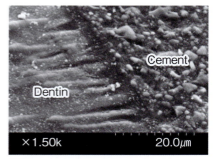

図❺　Single step primer and bonding

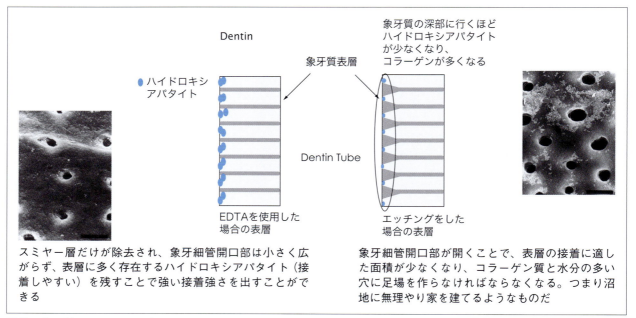

図❻　象牙質にはエッチングはしない

結果であるといえる。ステップ数はそれぞれ意味があるからこそ多くなるものであり、簡便さだけを追求して本来発揮しなければならない接着性能に疑問を残すようでは、本末転倒である。

2. デンティンボンディングのメカニズムとそのステップ

1）EDTA

通常、リン酸エッチングを最初に使いたいところだが、象牙質に30秒間エッチングを行うと、象牙細管の開口部が2〜3倍に開き、表面の大きな穴からは象牙細管中にある水分が出やすくなる。さらに穴を大きくすることで接着に必要な表面積を小さくしている。この表層にはハイドロキシアパタイトがあり、これこそが、接着に必要な「硬い層」である。このハイドロキシアパタイト層が少なくなることで、軟らかいコラーゲン層と水分の上に接着を求めることとなる。これはいわば沼地に家を建てるようなものである。

EDTA はマイルドエッチングのため、スミヤー層を除去し、象牙細管の入り口を開くことがないため、可及的にハイドロキシアパタイトを温存する。さらに開口部を開かないことで、水の流出を少なくする（E-Lize™ コンディショナー：ペントロンジャパン）（**図6**）。

2）GM

GM（35 vol% glyceryl mono-methacrylate）を

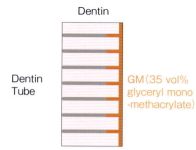

GMは遡上する水分を先回りしせき止め、さらには自身がボンディング材と共重合することで接着強さをさらに強固にする

図❼　GMプライミングは接着の要である

使用することで象牙細管から遡上する水を浸透圧で押し込み、接着の敵である水が象牙質表層に出てこないようにする。またGMは、ハイドロキシアパタイトに結合し、コラーゲン層に入り込み、ボンディング材と共重合することで、接着をより強固なものとする（E-Lize™ プライマー：ペントロンジャパン）（図7）。

3）ボンディング

　ボンディング材は可及的に、ボンディング層を薄く均一にするものが望ましいと考える。仕様としては、光重合タイプでありながら、セルフ重合（ディアルキュアタイプであること）し、深部でもしっかりと重合する、被膜の厚さは5～10μmのも

のを選択したい。

3．セラミックス側の接着

　セラミックス側（ガラス系セラミックス）は、一般的にシラン処理を行うことで有意に接着強さが増す。ただし、シランカップリング剤が反応するのは、セラミックスのなかでも、ガラス系セラミックス（e-max：二ケイ酸リチウムなど）であり、昨今のジルコニア系、アルミナス系には反応しないといわれている。

　筆者は当時、ラミネートベニア治療に最も適したマテリアルといわれたガラス系セラミックスに対する、シランカップリング剤の反応の研究を始め、酸性モノマーである4-METAを配合したところ、1液性でありながらも接着強さの高いシランカップリング剤を開発することができた。

　一般的にはシランカップリング剤の活性を促すためには熱を加えるか、酸を加えるかだが、実際に熱処理を接着直前の口腔内で行うことは不可能である。したがって、酸性下の環境を作ることで反応を活性化する必要がある（図9～11）。

　象牙質が露出している場合のラミネートベニア接着におけるステップを表1に示す。

column 2：理想的な接着

理想的な接着は、図8左のように適切に表面処理がなされた面に薄いボンディング層をつくることである。昨今、各社より発売されているワンステップタイプのボンディング材は、被膜を厚くすることで接着強さを補償しようとしている（図8）。

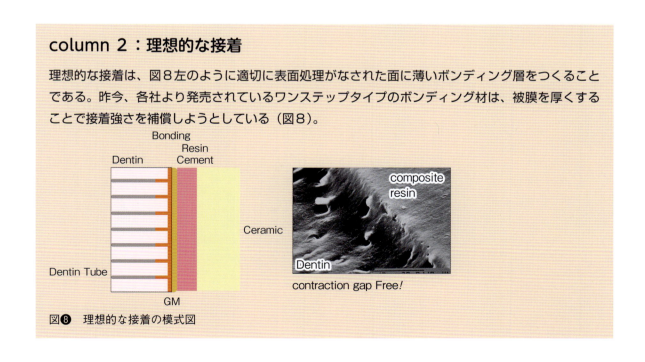

図❽　理想的な接着の模式図

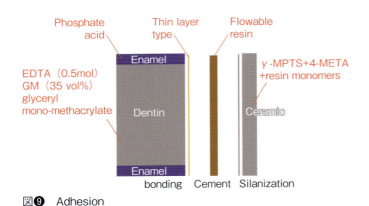

図❾　Adhesion

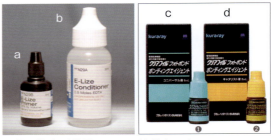

図❿　筆者が使用している接着キット
a：コンディショナー（EDTA）（ペントロンジャパン）
b：プライマー（GM）（ペントロンジャパン）
c、d：ボンディング材　フォトボンド（クラレノリタケデンタル）

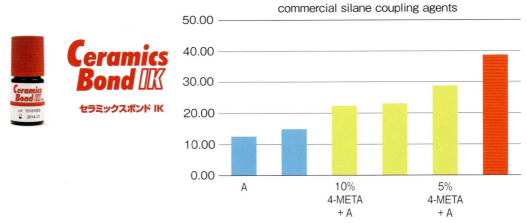

図⓫　ガラス系セラミックスを対象とした4META配合のシランカップリング剤の開発は日本接着歯学会から論文賞とともに商品化（ペントロンジャパンにて）された。従来の市販されている2種類のシランカップリング剤（セラミックボンドA・B社）ともに自身の実験においては十分な接着強さを得ることができなかった（Nobuya KITAHARA, Kazuo ITOH, Mizuho KUSUNOKI, Misa OIKAWA, Takashi MIYAZAKI: One-bottle silane coupling agent containing 4-META. Dental Materials Journal, 32（3）: 1-4, 2013）

表❶　ラミネートベニア接着におけるステップ

エナメル質 ジェル状エッチング材にて ポイントエッチング	15秒
水洗	10〜20秒
乾燥後 EDTA を多めに塗布	60秒
水洗	10〜20秒
乾燥後 GM	3秒（可及的に早くボンディングへ）
軽くエア後ボンディング剤を塗布	
強圧でボンディング層を薄めにする	
（光照射しない）	
*この時点でベニア側に セラミックボンド塗布	
光重合タイプの フロアブルレジンにて接着	光予備照射3秒
余剰なレジンを除去後	光本照射20秒

ラミネートベニア治療の実際

2つの症例を通してラミネートベニア治療の実際を提示する。

症例1：適応とされるエナメル質内で形成されたケース（図12〜16）

症例2：一般的に臨床で行われている象牙質露出が認められるケース（図17〜21）

症例1　上顎前歯部の審美障害

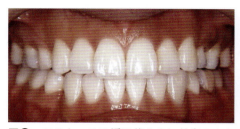

図❶　このケースは矯正後さらに前歯のまとまりを希望した患者である。とくに治療の必要がなさそうであるが、本人は非常に高い審美的な結果を求めていた

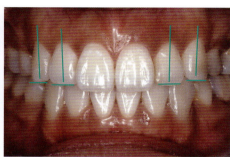

図❸　本人の希望および審美診断により、歯軸と切縁の長さに若干の問題を指摘した

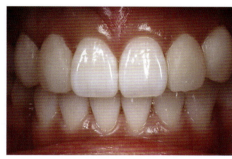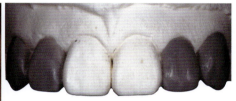

図❹　モックアップを行い、本人の希望する形態、イメージであるかを具現化する。その結果、患者はこのような形態への治療を希望した

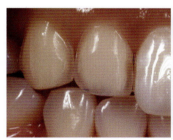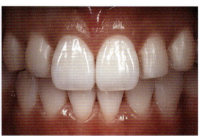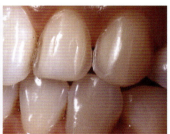

図❺　エナメル質内で形成する

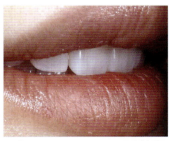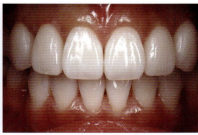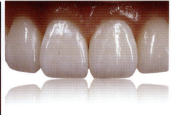

図❻　ラミネートベニア装着後。患者の強い希望により行った施術であるが、このようなわずかな削除による治療でないかぎりは、ラミネートベニア治療＝原則形成はエナメル質内とはならない。このようなケースはたいへん稀である

1　ラミネートベニア

症例2　前歯部の隙間と審美障害

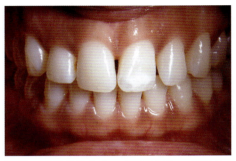

図❶　通常のラミネートベニアケースでは、その多くで形成後に象牙質が露出する

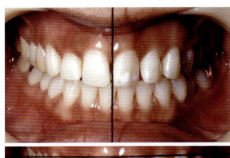
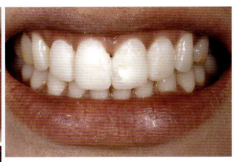
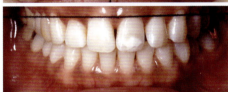

図❶　患者は、歯間の隙間と捻転による審美障害で治療を希望した。モックアップにて、イメージを共有する

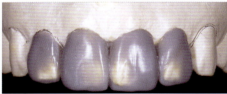
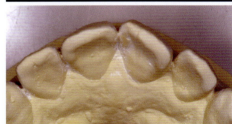
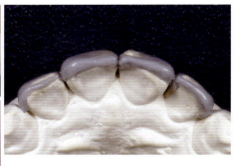

図❶　モックアップを基にワックスアップを行う。ワックスの薄いところは、形成後象牙質の露出が想定される

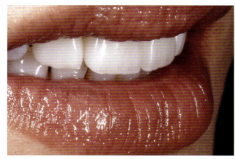
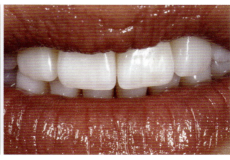

図⑳ 治療における審美的な目的は満たされたが、接着にのみその維持を求めているラミネートベニアにおける象牙質接着を知ることは、経年的な予知性においてたいへん重要である

Dentin Bonding System was no exact study in the world !!!

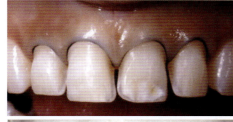
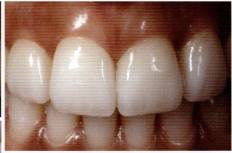
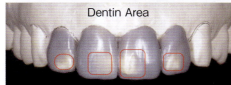
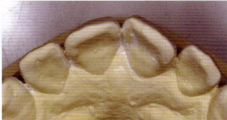
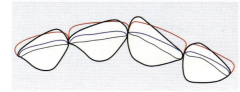

図㉑ ワックスアップによる赤枠が象牙質露出想定エリアであるが、実際に形成後は想定された象牙質の露出が認められた。形成模式図における赤線のラミネートベニアをセットするにあたり、青線部の形成が必要となる、つまり、1本の歯のなかでも削るところ、削らないところが存在し、形成量の多いところは象牙質の露出量が多くなる

🍂 ラミネートベニア素材としてのジルコニア VS. ガラス系セラミックス

　ジルコニアは高強度による破折、破損リスクを限りなく小さくできることや、高密度結晶構造がプラークの付着を抑え、生体親和性にも優れていることから、新しいセラミックス素材として、たいへん素晴らしいマテリアルであると考えている。
　しかし、従来のセラミックス素材のなかでも透光性が低く、色調コントロールが難しいものは、臼歯部のみの使用に限定されることが多かった。その後、高透光性〜超高透光性ジルコニアの開発により、エスティックエリアへの使用も可能となり、口腔内全体をジルコニアで統一できるようになった。さらに、その素材を活かすためにモノリシック使用によって素材特性を最大限発揮することとなるが、高密度結晶構造により機械的な接着が期待できないため、その維持を接着に依存しているラミネートベニア治療においては慎重に考えたい。
　少なくとも現時点では、確実な接着が期待できるシステムは存在しないと考える。したがって、マテリアル特性ではジルコニアが優れているものの、ラミネートベニア治療においては、ガラス系セラミックスのほうが、確実な接着が期待できる

修復物の素材		表面処理材
金属酸化物	ジルコニア：ZrO$_2$	MDP （リン酸エステル系モノマー）
	アルミナ：Al$_2$O$_3$	
	スピネル：MgAl$_2$O$_4$	
金属	非金属：Ti, Ni-Cr	
	貴金属：Au, Pt, Ag	
シリカ系 セラミックス	陶材：SiO$_2$	
	リチウムシリケート系ガラス：Li$_2$SiO$_3$	
	リューサイトガラス：KAlSi$_2$O$_6$	γ-MPTS （シランカップリング剤）
コンポジットレジン	レジン＋シリカ系セラミックスフィラー	

表❷　セラミックスプライマーといっても何でも着くわけではない。金属酸化物系に代表されるジルコニアにおいてはMDP配合のもの、シリカ系セラミックスに代表されるニケイ酸リチウムにはγ-MPTS配合のものを選択する必要がある

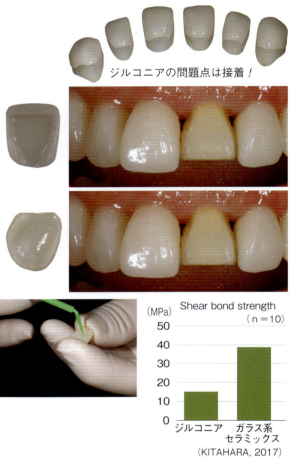

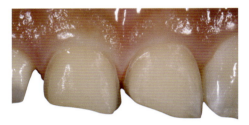

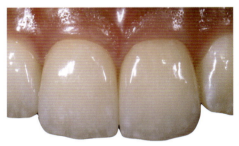

図❷　ラミネートベニア治療は、接着を使った最もMIな審美修復治療

図❷　モノリシックジルコニアにおけるラミネートベニア治療では、市販のレジンセメントを使用して接着を試みたが、2週間後に1本、その1週間後にも1本脱離してしまった。自身の実験においてもガラス系セラミックスと比較してジルコニアの接着強さは1/3程度といえる

と考える（表2、図22）。

 まとめ

　脱離や脱落が怖いためにラミネートベニア治療を躊躇するという声をよく耳にする。それは接着のみに維持を求め、また、まったく異なる歯質側、セラミックス側の両面に接着させなければならないため、その確実性から、従来のクラウン治療を選択してしまうのであろう。確かにその維持だけを考えると、クラウンのほうが確実といえるだろう。しかし、ラミネートベニア治療は、可及的な歯質の温存、審美的な仕上がりにおいては、クラウンの数倍優れた治療法であり、確立した接着理論を正しく理解することで、脱離や脱落の心配のない、よりMIな治療が実践できると考える（図23）。

【参考文献】
1) Nobuya KITAHARA, Kazuo ITOH, Mizuho KUSUNOKI, Misa OIKAWA, Takashi MIYAZAKI: One-bottle silane coupling agent containing 4-META. Dental Materials Journal, 32(3Am): 1-4, 2013.
2) Mizuho KUSUNOKI, Kazuo ITOH, Hisashi HISAMITSU, Sadao WAKUMOTO: The efficacy of dentine adhesive to sclerotic dentine. Journal of Dentistry, 30, 91-97, 2002.

第3章 補綴関連の接着

2 金属冠、接着ブリッジ

南 弘之 *Hiroyuki MINAMI*
鹿児島大学学術研究院医歯学域歯学系　大学院医歯学総合研究科
先進治療科学専攻　顎顔面機能再建学講座　咬合機能補綴学分野

 金属を用いた歯冠補綴装置

　金属は、見た目の悪さや、金属アレルギー、貴金属価格の高騰などの問題から、最近は敬遠されがちである。しかし、金属を用いた修復物の長所として、①機械的性質に優れる、②丁寧な技工を行うことによって支台歯への適合性に優れる、ホールやグルーブなどの補助的維持形態も精密に再現できる、③装着に際しての調整や、調整後の研磨が容易である、④強力に接着することが可能で、その接着が持続する、などが挙げられ、金属ならではの治療が可能となることも多い。

 金属冠の接着

1. 支台歯形成

　従来、伝統的に用いられてきた金属による歯冠修復物は、精巧に技工を行うことにより、全部被覆冠においても部分被覆冠においても長期にわたって安定した良好な予後が得られる。これは、単冠（図1）においても、ブリッジの支台装置（図2）においても同様である。また、フィニッシュライン部分においては、歯冠色材料による補綴装置に比較して、マージン幅を大きくすることなく、シャンファーや、状況によってはナイフエッジにおいても、支台歯歯質との連続性が得られる。また、金属は強度が高いため、咬合面のクリアランスを大きくする必要もなく、生活歯においても適用が容易である。

2. 装着

　支台歯が必要十分な高径をもち、支台歯形成が適切なテーパーで行われていれば、ポリカルボキシレートセメントやグラスアイオノマーセメントに代表される従来の合着用セメントから、レジン強化型グラスアイオノマーセメント、セルフアドヒーシブセメント、接着性レジンセメントなど、あらゆる材料で装着することが可能である（図3）。

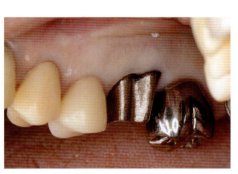

図❶　全部金属冠の支台歯形成。フィニッシュライン形態はシャンファーが望ましいが、ナイフエッジでも支台歯との連続性を得ることができる

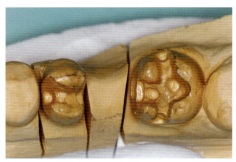

図❷　部分被覆冠によるブリッジの支台歯形成。精密印象により、細部の再現を図ることが重要である

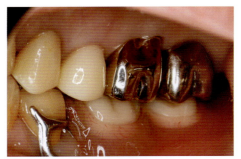

図❸ 完成した全部金属冠の装着。各過程を丁寧に行うことにより、良好な適合を得られる

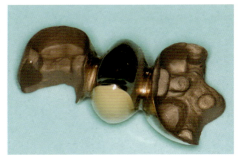

図❹ 部分被覆冠によるブリッジの支台装置。支台歯に形成された窩洞の細部まで再現されている

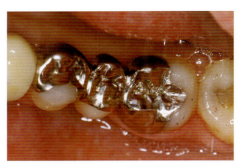

図❺ 口腔内に装着された部分被覆冠によるブリッジ。金属による良好な適合により、通常の合着用セメントで装着しても問題は生じない

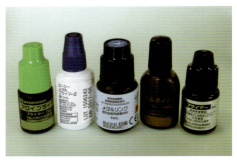

図❻ 各種の貴金属用プライマー。いずれも金銀パラジウム合金に対して高い効果を発揮する

部分被覆冠においては、細部を忠実に再現すること（図4）によって、同様に装着可能である（図5）。

接着ブリッジ

少数歯の欠損を、隣接する残存歯を支台歯として、形態や機能、審美性を回復する固定性の補綴装置がブリッジである。なかでも、最小限度の支台歯歯質の削除（ミニマルインターベンション）での治療を実現しているのが接着ブリッジである。

わが国では多くの貴金属用接着性モノマーが開発され、プライマーとして市販されており（図6）、金銀パラジウム合金をおもな対象として発展してきた側面がある。いくつかの貴金属合金（表1）に対するSuper-Bond C&B（サンメディカル）の接着に及ぼす各種プライマーの効果を調べたところ、なかでも金銀パラジウム合金にはいずれのプライマーも効果が高い（図7）ことがわかる。金属接着の技術が飛躍的に進歩し、手法が普及したことから、平成20年に前歯部、平成24年には臼歯部が保険診療に導入された。

表❶ 各種貴金属合金の組成 （参考文献1)より引用改変）

	Au	Ag	Pd	Cu
陶材焼付用金合金				
IFK88 GR	88		10	
Super Metal W-85	78	2	10	
陶材焼付用パラジウム合金				
Super Metal N-40	43	2	44	
金銀パラジウム合金				
Castwell M.C.12	12	46	20	20

1．前歯部接着ブリッジ （③②①）

臨床では、欠損部の両支台歯が健全歯であることをしばしば経験する（図8）。治療法としては、可撤性義歯、インプラント、通常の被覆冠を支台装置としたブリッジなど、いくつかの選択肢がある。このような場合に第一選択としたいのが、接着ブリッジである。

1）支台歯形成

最終的なブリッジのメタルフレームができるだけ外観に触れないように、フィニッシュラインを設定する。支台歯との強力な接着を得るためには、支台歯形成はエナメル質内に留めることが原則で

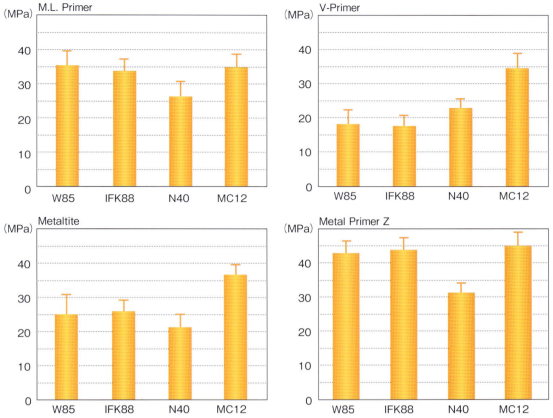

図❼ 各種貴金属合金とSuper-Bond C&Bの接着に及ぼす貴金属用プライマーの効果。耐久試験として熱サイクル50,000回を付与した後の接着強さ（参考文献[2]より引用改変）

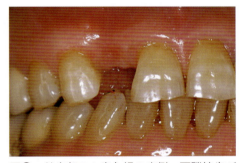

図❽ 前歯部の1歯欠損の症例。両隣接歯が健全である場合、欠損補綴の方法の選択に悩むことも多い

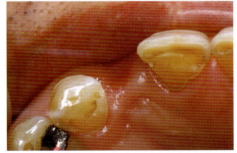

図❾ 2|欠損に対する接着ブリッジ製作のための支台歯形成

ある。そのうえで、研究模型上で、欠損部位や咬合関係、支台歯の平行性などを考慮して、あらかじめ設計を行うことが有効である。

軸面：ダイヤモンドバーを用いて軸面から削合し、フィニッシュラインはシャンファー形態とし、歯肉縁上に設定する。

舌面：削除量のガイドとするために球状のダイヤモンドバーで数ヵ所の凹みを付与したのち、蕾状のダイヤモンドバーを用いて、ガイドの凹みを繋ぐように滑らかな局面に削合する。

切端側：シャンファー用のバーを用いて明瞭に仕上げると同時に、削除量を確保する。咬頭嵌合位での接触点より、1 mm程度切端側まで削合する。軸面、歯頸部および切端側のマージンを滑らかに移行させる。

隣接面：軸面形成部の隣接面付近に、ダイヤモンドバーを用いて歯軸および2本の支台歯が平行になるように、グルーブを明瞭に付与する（**図9**）。補助的な維持形態は、接着ブリッジの位置決めや、維持力の発生、脱離方向の制限など、装着におい

2 金属冠、接着ブリッジ

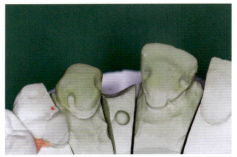

図❿ 同ブリッジ作製のための作業用模型。隣接面に形成されたグルーブも忠実に再現されている

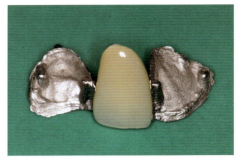

図⓫ 完成した接着ブリッジ。支台歯の隣接面に形成されたグルーブも、リテーナー内面に忠実に再現されている

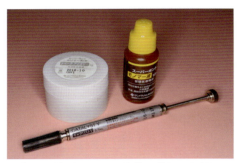

図⓬ 接着ブリッジの装着に効果を発揮するSuper-Bond C&B（サンメディカル）。筆積み法または混和法で使用する

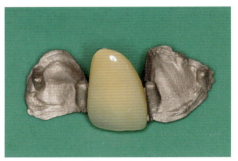

図⓭ 口腔内での試適を終え、装着する直前に、リテーナー内面にアルミナブラスト処理を施す。これ以降、被着面を汚染しないように留意する

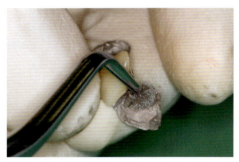

図⓮ 続いて、スポンジペレットやマイクロブラシを用いて貴金属用プライマーを塗布する

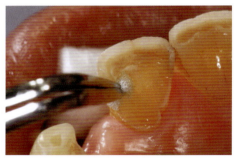

図⓯ 支台歯の表面処理を行う。削合をエナメル質内に留めることができた場合、エナメル質のリン酸エッチングを行う。象牙質が露出した部分には、象牙質用の表面処理を行う

て重要な役割を果たす。したがって、メリハリのある形成と精密な印象採得を行い、精度の高い作業模型を得ておく（図10）。補助的な維持形態としては、支台歯の形態や対合歯とのスペースにより、基底結節付近にレッジを形成したり、隣接面にレジン充填がある場合には、充填物を除去して、その窩洞を利用できることもある。

2）製作と装着

　リテーナーの内面を忠実に再現して接着ブリッジを製作する（図11）。

　Super-Bond C&B（サンメディカル：図12）を使用した場合の装着手順を示す。口腔内での試適を終えて装着する直前に、接着処理としてまずリテーナーの被着面にアルミナブラスト処理を行なったのち（図13）、貴金属用プライマーを塗布する（図14）。

　支台歯は、エナメル質内の削除に収まっている場合にはリン酸処理（表面処理材レッド：サンメディカル）で接着処理を行う（図15）。う蝕除去やレジン充填の除去などによって削合が象牙質に

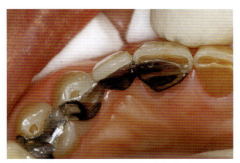

図⓰ Super-Bond C&B を筆積み法または混和法で用いて、接着ブリッジを装着する

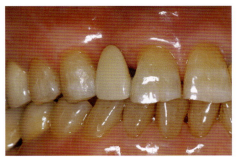

図⓱ ブリッジ装着後

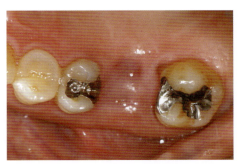

図⓲ 上顎第1大臼歯の欠損症例。両支台歯にはインレーが装着されているので、その窩洞を利用すれば支台歯形成を容易に行える

達した場合には、象牙質用の表面処理（表面処理材グリーン：サンメディカル）を適用する。

その後、Super-Bond C&B を、筆積み法または混和法で適用して、ブリッジを装着する（図16、17）。なお、試適時に支台歯を通してリテーナーの金属色が透ける場合には、オペーク色の粉材を用いるとよい。

2．臼歯部接着ブリッジ（⑦6⑤）

臼歯部の1歯欠損例を示す（図18）。支台歯にレジン充填が施されていたり、インレーが装着されている場合には、それらを除去して窩洞を拡大するようなイメージで削合を行う。

1）支台歯形成

臼歯部では、中心溝と軸面をつなぎ舌側咬頭を取り囲む「D字」型のリテーナーデザインが基本となる。

（1）5|の支台歯形成：

欠損側から舌側にかけて軸面の削合を行う。歯頸部フィニッシュラインの形態はシャンファーとする。非欠損側の隣接面はう蝕などがないかぎり歯質を保全し、隣接面コンタクトを維持する。中心溝では、先端が平らなダイヤモンドバーを用いて1.0mmを超える程度のリテーナーの厚さを確保する。軸面の形成面に滑らかに移行させる。舌側咬頭は温存されるので、咬頭嵌合位での接触関係も維持できることが多い。

（2）7|の支台歯形成：

近心舌側咬頭を取り囲む設計となる。軸面は、舌側の2つの咬頭の間から欠損側隣接面をシャンファーマージンで削合する。5|遠心欠損側軸面との平行性を確保する。

中心溝では、先端が平らなダイヤモンドバーを用いて1.0mmを超える程度のリテーナーの厚さを確保する。

両支台歯とも、欠損側軸面から舌側軸面にかけて、できるだけ連続的な曲線に仕上げる（図19、20）。

2）製作と装着

支台歯はやや複雑な形態となるが、精密印象を行い、リテーナーの内面を忠実に再現して接着ブリッジを製作する。印象採得後は、レジン系の仮封材（フィットシール：ジーシー、デュラシール：リライアンス）などを使用すると、装着前の支台歯の清掃が容易である。装着にあたり、リテーナーの接着処理、および支台歯の接着処理は、前歯部の場合と同じ手法で行う（図13～15）。支台歯が修復されていた場合には象牙質が露出することが多いので、象牙質に対する表面処理を確実に行うことが大事である。

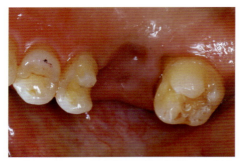

図⓳ インレーを除去して舌側の軸面を削合し、舌側咬頭を取り囲むように形成する。舌側咬頭は保存できることが多く、咬合関係も維持できることが多い

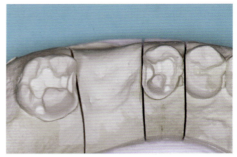

図⓴ 支台歯形成の模型上での確認。この例ではインレーおよび軟化象牙質を除去したため、支台歯の削除量は多めになった

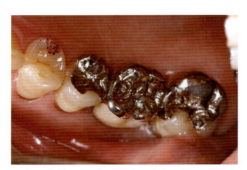

図㉑ 装着したブリッジの咬合面観

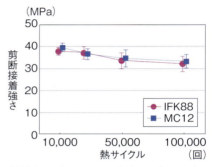

図㉒ 陶材焼付用高カラット金合金（IFK88）および金銀パラジウム合金（MC12）と Super-Bond C&B の耐久試験後の接着強さに及ぼす M.L.Primer の効果。IFK88においても、定評のある MC12 と同等の接着強さを維持している（参考文献[3]より引用改変）

図21に、装着した接着ブリッジを示す。

 陶材で前装したポンティックによる接着ブリッジ

金銀パラジウム合金で製作した接着ブリッジでは、ポンティックの前装を前装用コンポジットレジンで行う。したがって、審美的再現性には限界があり、経時的な摩耗や表面の粗造化、変色、着色などが起こりやすい。これを解決するためにはポンティックを陶材で前装すればよいが、そのためには Co-Cr 合金や Ni-Cr 合金が使用されてきた。しかし、表1および図7に示すように、Super-Bond C&B の接着において、高カラットの陶材焼付用金合金に対して、M. L. Primer（松風）や Metal Primer Z（ジーシー）を用いることにより、金銀パラジウム合金製と同等の耐久性を有することがあきらかとなった。ここでは IFK88（石福金属）と Super Metal W-85（クラレノリタケデンタル）を用いたが、組成の類似する Degudent

Universal（Degussa）も同等と予想される。

M. L. Primer の効果については、さらに長期間の耐久試験を行っているが（図22）、高カラット陶材焼付用の IFK88 は、すでに定評を得ている金銀パラジウム合金（Castwell M. C. 12）と同等の接着強さを保っている。

1．支台歯形成

前歯部の1歯欠損症例を図23に示す。支台歯形成は、金銀パラジウム合金を用いた接着ブリッジとまったく同一に行う。リテーナーの厚みを確実に1mm以上確保すること、滑らかな舌面の形成とメリハリのある補助維持形態を付与する。この例では、欠損側のグルーブと基底結節部にレッジを形成した（図24）。その後、精密な印象採得を行う。

2．ブリッジの製作と装着

使用できる合金と、プライマー、および接着性レジンセメントの組み合わせは限定的である。す

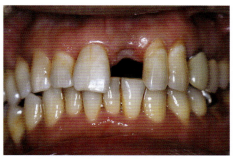

図㉓ 1|のみ欠損の症例。両隣接歯が健全である

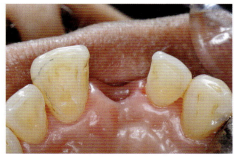

図㉔ 接着ブリッジ製作のための支台歯形成。欠損側にグルーブを、基底結節部にレッジを形成した

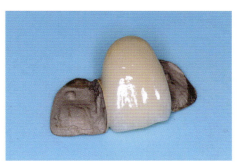

図㉕ 完成した接着ブリッジ。隣接面に形成されたグルーブも基底結節部のレッジも、リテーナー内面に忠実に再現されている

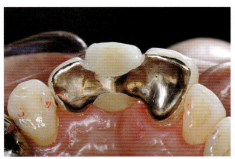

図㉖ Super-Bond C&B を用いて、接着ブリッジを装着する。この症例では、オペーク色の粉材を使用した

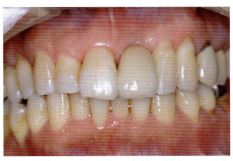

図㉗ ブリッジ装着後。陶材で前装した場合、質感が天然歯に近いため、患者の満足度は非常に高い

なわち、現在確認ができているのは、金属は高カラット陶材焼付用金合金である IFK88 または Super Metal W-85、金属用プライマーは M.L.Primer または Metal Primer Z、接着性レジンセメントは Super-Bond C&B である。

装着手順は、金銀パラジウム合金製の接着ブリッジの場合とまったく同一である。リテーナーにはアルミナブラスト処理およびプライマー塗布（図25）を、支台歯の接着処理を行ったのちに装着する（図26）。ポンティックの前装に陶材を用いることが審美性の改善に大きな影響を及ぼし（図27）、いずれの患者からも非常に高い満足度が得られている。

現在は、さまざまな歯冠色材料も固定性補綴治療に使用されている。しかし、金属の長所を活かした治療法は、接着技法を駆使することにより、ミニマルインターベンションの概念を具現化する方法の1つといえる。日常の臨床の重要なバリエーションの1つとして活用していただきたい。

【参考文献】
1) Hiroyuki Minami, Sadaaki Murahara, Shiro Suzuki, Takuo Tanaka: Effects of metal primers on the bonding of an adhesive resin cement to noble metal ceramic alloys after thermal cycling, Journal of Prosthetic Dentistry, 106 (6): 378-385, 2001.
2) Hiroyuki Minami, Sadaaki Murahara, Shiro Suzuki, Takuo Tanaka: Effects of metal primers on the bonding of an adhesive resin cement to noble metal ceramic alloys after thermal cycling. Journal of Prosthetic Dentistry, 106 (6): 378-385, 2001.
3) Hiroyuki Minami, Takuo Tanaka: History and current state of metal adhesion systems used in prosthesis fabrication and placement. Journal of Oral Science. 55 (1): 1-7, 2013.

第3章　補綴関連の接着

3 レジンブロックへの接着

峯 篤史 *Atushi MINE*　　**矢谷博文** *Hirofumi YATANI*
大阪大学大学院歯学研究科　口腔科学専攻　顎口腔機能再建学講座　クラウンブリッジ補綴学分野

🍂 レジンブロックとは？

　本項では、CAD/CAM用レジンブロックに対する接着について解説する。レジンブロックは、これまでの充塡用コンポジットレジンや間接修復・補綴（硬質レジンジャケット冠など）に用いられていたコンポジットレジンと広義で異なるも

のではないが、重合度やフィラー含有量が高くなっている。それゆえ、もともと「接着しにくい」とされていたレジンが「さらに接着しにくくなった」と考えられている。周知のとおり、保険適用となったCAD/CAM冠はレジンブロックから作製するものであり、臨床において散見されるCAD/CAM冠の脱離は、「レジンブロックがさら

表❶　ラヴァ™アルティメット（3M）を用いた接着研究

著者 （年）	被引用 回数	試験方法	耐久試験	セメント／ コンポジットレジン	接着材（プライマー）	表面処理 ブラスト	
Ishii N （2017）	0	微小引張	繰り返し荷重 （水中）	Rely X Ultimate（CC）	Scotchbond Universal	—	
Flury S （2016）	1	せん断	水中浸漬 （6ヵ月）	Rely X Ultimate（CC）、 PANAVIA F2.0（CC）、 Variolink II（CC）、els cem（CC）、 Ketac Cem Plus（SA）	Scotchbond Universal （Rely X Ultimate）、 Heliobond（Variolink II）、 cmf bond（els cem）	CoJet	
Peumans M （2016）	5	微小引張	—	Clearfil Esthetic Cement（CC）、 Panavia SA Cement（SA）	Heliobond	Al_2O_3（27 μm）↑↑、 CoJet（30 μm）↑↑	
Duzyol M （2016）	4	微小引張	—	Filtek Z 550（RC）	Single Bond Universal	Al_2O_3（50 μm）↓、 CoJet↓↓	
Kassotakis EM （2015）	1	微小引張	熱負荷 （3,000）	Filtek Ultimate Universal Restoration System	Single Bond Universal	sodium bicarbonate→、 glycine→、Al_2O_3↑↑、 Cojet↑↑、SilJet↑↑	
Frankenberger R （2015）	23	微小引張	熱負荷 （10,000）	Calibra（CC）＋ Prime&Bond XP（self-cure activator）、Rely X Unicem（SA）		Al_2O_3（50 μm）↑↑、↑	
Stawarczyk B （2015）	17	微小引張	接着操作 前後熱負荷 （10,000×2）	Arabesk Top（RC）、 GrandioSo（RC）	Futurabond U↑、 Scotchbond Universal↑↑、One Coat Bond↑、Visio.link↑↑	CoJet↑	
Elsaka SE （2014）	25	微小引張	水中浸漬 （1ヵ月）	Biflx SE（SA）、（Filtek Z250）	—	Al_2O_3（110 μm）↑	
Lührs AK （2014）	22	微小引張	—	Nexus 3（CC、Optibond XTR）、 RelyX Ultimate（CC、Scotchbond Universal）	XTR Adhesive、 Scotchbond Universal	Al_2O_3（50 μm）	

に接着しにくくなったこと」と関連づけて議論されることが多い。

CAD/CAM冠の接着技法としては、「サンドブラスト」、「リン酸処理」、「シラン処理」が挙げられており、メーカーの指示にもそのように記されている。しかしながら、それらの処理の根拠となるデータはどれくらい蓄積されているだろうか？

この疑問を解決するため、われわれはこれまでに報告されている英語論文からレジンブロックへの接着に関するものを抽出し、レビューを作成した[1]。本項では、それらの論文から「わが国の臨床」を考慮に入れて、レジンブロックへの接着を考察する。

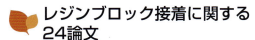
レジンブロック接着に関する24論文

研究で使用されているレジンブロックはラヴァ™アルティメット（3M）が多かった（表1）[2〜9]。現在、ラヴァ™アルティメットはCAD/CAM冠の作製には使用されていないが、その報告量の多さからも、レジンブロックへの接着を考える際に重要な材料と考える。

それ以外のレジンブロックへの接着に関する情報は表2[11〜21]に示した。ビタ・エナミックはCAD/CAM冠作製材料として認められているため「レジンブロック」と評されるが、レジンを浸潤させたセラミック（polymer-infiltrated ceramic）やハイブリッドセラミック（hybrid ceramic）と表現されることや、その作製方法や物性から考えて、その他の「レジンブロック」と性質の異なるものである（表3）[2〜4,7,9,14,22〜25]。この他にも、フィラー含有量が少ない（＝マトリックスレジンが多い）テンポラリー材料としてのレ

RC：コンポジットレジン、SA：セルフアドヒーシブセメント、CC：従来型レジンセメント、Al_2O_3：アルミナ、CoJet、SilJet：表面にシリカコーティングしたアルミナ粒子（30μm）

酸	シラン	結果／著者のコメント
—	Scotchbond Universal	即時象牙質コーティング（Scotchbond UniversalとFiltek Supreme Ultra Flowable Restorative使用）によりCAD/CAMアンレーの初期接着性および接着耐久性が上がった。高い接着強さと良好な接着耐久性を得るために、コンポジットレジンブロックはガラスセラミックブロックより効果的である
—	Scotchbond Universal、Clearfil Ceramic Primer、Monobond Plus、csp silan	5種のセメントの接着能の比較研究 Rely X Ultimate ＞ Variolink II ＞ els cem ＞ PANAVIA F2.0 ＞ Ketac Cem Plus
HF ↑↑	Monobond plus ↑	Panavia SA Cementの場合、アルミナブラスト処理のみもしくはアルミナブラスト＋シラン処理が最も高い接着強さとなった。Clearfil Esthetic Cementの場合、フッ酸処理もしくはフッ酸＋シラン処理が最も高い接着強さとなった
HF ↓↓	RelyX Ceramic Primer	すべての表面処理はレジンナノセラミックへの接着強さを低下させるので、避けるべきである
—	Single Bond Universal	無処理や炭酸水素ナトリウム（重曹、60〜70μm）、グリシン（65μm）による表面処理群は熱負荷後に試料が完全に外れた。アルミナ（50μm）、コジェット（30μm）、シリジェット（30μm）群は熱負荷後も高い接着強さを示した。コジェットやシリジェットといったシリカコーティングの粒子によるトライボケミカル処理はアルミナと比べて有意なアドバンテージはなかった
HF ↑、→	Monobond plus（MP）→	CalibraとMPの群：無処理 ＝ Silane ＜ HF ＝ HF＋Silane ＜ Sandblasting ＝ Sandblasting＋Silane Rely X Unicem群：無処理 ＝ Silane ＝ HF ＝ HF＋silane ＜ Sandblasting ＝ Sandblasting＋Silane サンドブラスティングはLava Ultimateの処理に有効である
H_3PO_4 →	Scotchbond Universal ↑↑	コジェット処理により、接着強さが向上した。リン酸処理もしくは水洗によるコンタミネーションは接着強さに有効な影響を与えなかった。リペアには接着材が必要であり、そのなかでもVisio.linkとScotchbond UniversalがFuturabond Uよりも若干効果的であった
HF ↑	Ultradent silane →	無処理＜SB＝SB＋S＝HF＝HF＋S 表面処理の違いによる差はなかった
—	Kerr Silane Primer、RelyX Ceramic Primer	光照射方法はCAD/CAM修復の象牙質接着能に重大な影響を与える。接着材やレジンセメントの光照射なしの重合は間接修復の接着に推奨されない

表❷ レジンブロック（ラヴァ™アルティメット以外）を用いた接着研究

	著者（年）	被引用回数	試験方法	耐久試験	セメント／コンポジットレジン	接着材（プライマー）	表面処理 ブラスト
カタナアベンシア（クラレノリタケデンタル）	Kawaguchi-Uemura A (Epub)	—	微小引張	水中浸漬（6ヵ月）	PANAVIAV5（CC）	—	Al_2O_3（50 μm）（↑）
	Kawaguchi A (2016)	1	微小引張	水中浸漬（6ヵ月）	PANAVIAV5（RC）、PanaviaSACement（SA）	—	Al_2O_3（50 μm）
	Higashi M (2016)	1	微小引張	水中浸漬（6ヵ月）	PANAVIAV5（RC）、PanaviaSACement（SA）	—	Al_2O_3（50 μm）↑
セラスマート（ジーシー）	Lise DP (2017)	1	微小引張	水中浸漬（6ヵ月）	G-CEMLinkAce（SA）、G-ænialUniversalFlo（RC）	—	Al_2O_3（27 μm）↑
	Arao N (2015)	1	せん断	熱負荷（10,000）	G-CEMCerasmart（SA）	—	glassbeads（75 μm）↑↑、Al_2O_3（50 μm）↑
グラディアブロック（ジーシー）	Shinohara A (2017)	0	せん断	熱負荷（10,000）	GradiaDirect（RC）	MMA-TBBliquid、Scotchbond	—
GN－1（ジーシー）	Yoshida K (2001)	32	せん断	熱負荷（5,000）	LinkMax（CC）、VitaCerecDuocement（CC）	Universal	
ブロックHC（松風）	Arao N (2015)	1	せん断	熱負荷（10,000）	ResiCem（CC）	RepairBondⅡ	glassbeads（75 μm）↑、Al_2O_3（50 μm）↑
Paradigm（3M）	Roperto R (2016)	—	微小引張	—	群1：Calibra（CC）＋PrimeandBondNT、群2：PanaviaF2.0（CC）＋ClearfilSEBond（GⅡ）、群3：SmartCem（SA）		Al_2O_3（50 μm）
	Zaghloul H (2014)	—	微小引張	—	FiltekZ350XT（RC）	SingleBondUniversal	CoJet↓、→
	El Zohairy AA (2003)	73	微小引張	—	Tetricflow（Syntavsinglecomponent）、Optibondsoloplus）、RelyXARC（CC、Scotchbond1）	Nexus（CC、	—
試作品	Stawarczyk B (2014)	3	引張（冠）	熱負荷（5,000）	VariolinkⅡ（CC）、ClearfilSACement（SA）	Heliobond、AmbarinoP60、Visio.link、VP-Connect	（Al_2O_3）（50 μm）

ジンブロックもあるが、今回は考察対象から外した。

以下、「ブラスト処理」、「酸処理」、「シラン処理」の順に報告内容を吟味する。

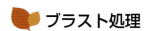

ブラスト処理

1．アルミナブラスト処理の効果は？ その粒径は？ 圧は？

アルミナを用いたブラスト処理による接着能の向上（対無処理群）は、ほぼすべての研究で確認されている[4, 6, 7, 9, 13〜15, 24]。使用されるアルミナの粒径は50 μmが多いものの、アルミナ粒径さらにはそのブラスト圧について詳細に研究した報告はない。Douzyolらは、すべての表面処理（アルミナブラスト、CoJet、フッ酸）は避けるべきだと報告しているが、ブラスト処理により接着強さが低下したことを主張する論文は極めて少ない[5]。た

だ、Yoshiharaらは、アルミナブラスト処理による表面のクラック形成を避けるためにその圧を下げる必要があることを提起していることからも[26]、強い圧での長時間のブラスト処理は避けるべきと考えられる。

2．アルミナ以外の粒子の処理効果は？

アルミナ以外を用いたブラスト処理としては、シリカコーティングしたアルミナを使用する方法「トライボケミカル処理」がある。製品としてはCoJet（3M）とSilJet（Danville Materials）があるが、ともにアルミナブラスト処理と同様にレジンブロックへの接着に有効とする報告が多い[4, 6〜8]。Kassotakisらは、トライボケミカル処理はアルミナブラスト処理と比べて有意なアドバンテージはなかったと結論づけている[6]。

Arao Nらは、ガラスビーズおよびアルミナと

RC：コンポジットレジン、SA：セルフアドヒーシブセメント、CC：従来型レジンセメント、
Al_2O_3：アルミナ、CoJet、SilJet：表面にシリカコーティングしたアルミナ粒子（30μm）

酸	シラン	結果／著者のコメント
H_3PO_4 (↑)	Clearfil Ceramic PrimerPlus	唾液（人工）の汚染により長期接着能は有意に低下した。サンドブラスト処理やリン酸処理により接着能は75〜85％回復した
H_3PO_4 ↓、→	Clearfil Ceramic PrimerPlus	RCはSAよりも高い接着強さを示した。サンドブラスト処理後の超音波洗浄やリン酸処置の必要はない
—	Clearfil Ceramic PrimerPlus↑	RCはSAよりも高い接着強さを示した。サンドブラスト処置とシラン処理のコンビネーションにより、接着強さが長期に保たれた
HF↑	GC Ceramic PrimerII	サンドブラスト処理かフッ酸処理によって微小保持を獲得し、シラン処理によって化学的な接着を得ることが6ヵ月水中保存後にも接着強さを保持するために必ず必要（mandatory）である
H_3PO_4	GC Ceramic PrimerII↑、→	ガラスビーズおよびアルミナともにブラスト処理で接着強さは向上したが、ガラスビーズのほうが効果が高かった。ブラスト処理なし面にシラン処理を行うことで、熱負荷後の接着強さの低下を抑制できた。アルミナブラスト処理した面でのシラン処理の効果は認められなかった
H_3PO_4	Scotchbond Universal↑、GC Ceramic PrimerII↑	MMA-TBB liquidとシラン処理剤のコンビネーションの使用が、接着強さを有意に向上させた。CAD/CAMレジン修復に光重合型コンポジットレジンをベニアする場合、適切な接着材が使用されるべきである
—	G-CeraCosmotechII↑、PorcelainBond↑	シラン処理剤の使用がCAD/CAMレジンに対する最も高い接着強さを示し、破断様相は熱負荷5,000回後、レジンブロック内での破壊となった。ボンディングレジンで処理した群は無処理群より有意に高い接着強さとなったが、破断様相は無処理群と同じく、レジンブロックとセメントとの間の界面破壊であった
H_3PO_4	Porcelain Primer→、↑	ガラスビーズおよびアルミナともにブラスト処理で接着強さは向上した。ブラスト処理なし面にシラン処理を行っても熱負荷後の接着強さが低下した（コントロールと同程度）。アルミナブラスト処理した面にシラン処理を行うことにより、初期および長期の接着強さの向上が認められた
—	—	群1＞群2＞群3 コンポジットブロックでもセラミックスでも、CAD/CAM修復を装着するときは接着ストラテジーの影響を受ける
HF→、↓	Rely X ceramic primer↓、→	無処理＝CoJet＋S＞S＝HF＝HF＋S＝CoJet CoJet処理（シリカコーティング）とシラン処理のコンビネーションが補修処置に最も適している
HF↑	Monobond S↑	フッ酸処理により接着は向上し、シラン処理をすることによりさらによい接着となった。アドヒーシブの使用は接着強さを向上させた
(H_3PO_4)	Monobond Plus↑、→	どの接着システムを前処理に使用しても、良好な接着は得られなかった（すべての群にブラスト処理と酸処理）。すべての群において、セメントはCAD/CAM冠にまったくついていなかった

もにブラスト処理で接着強さは向上したが、アルミナよりも軟らかい粒子であるガラスビーズを用いたほうが効果的であったと報告している[15]。ブラストによる被着面のダメージを減らす方法として、先に挙げたブラスト圧を下げる方法とガラスビーズを用いることが考えられる。なお、Kassotakisらは、炭酸水素ナトリウム（重曹）やグリシンによるブラスト処理群で実験を行い、熱負荷後に無処理と同等の結果となり、その処理効果がなかったことをあきらかにしている[6]。

酸処理

1. リン酸（＋水洗）は接着能を向上させるか？
CAD/CAM冠の被着面処理として、ブラスト処理後のリン酸による処理が推奨されることが多い。レジンブロックに対するリン酸処理の効果を確認した実験では、接着能の向上が認められなかったとする報告[8,12,23]と、逆に接着能が低下したとする報告[12,24]が、ともに複数ある。リン酸処理は汚染除去の効果はあるものの、表面に機械的嵌合力を高める力があるとは考えられていない[27]。また、リン酸処理そのものだけではなく、その後の水洗が接着に悪影響を与える可能性が示唆されている[8,12]。Kawaguchi-Uemuraらは、アルミナブラスト処理やリン酸処理による唾液除去の効果を確認しており、臨床において試適後にブラスト処理をする場合、リン酸処理を行う必要はないと結論づけている[11]。

2. もう一つの酸処理「フッ酸処理」をどう考えるか？
レジンブロックの表面処理法としてフッ酸処理の効果を確認している報告は多く、その有効性が

表❸ ビタ・エナミック（VITA）を用いた接着研究

著者（年）	被引用回数	試験方法	耐久試験	セメント／コンポジットレジン	接着材（プライマー）	表面処理 ブラスト
El-Damanhoury HM (2018)	0	せん断	熱負荷 (5,000)	Multilink-N Automix (RC)	—	—
Ishii N (2017)	0	微小引張	繰り返し荷重（水中）	Rely X Ultimate (CC)	Scotchbond Universal	
Lise DP (2017)	1	微小引張	水中浸漬（6ヵ月）	G-CEM LinkAce (SA)、G-ænial Universal Flo (RC)	—	Al_2O_3 (27 μm) ↑
Flury S (2016)	1	せん断	水中浸漬（6ヵ月）	Rely X Ultimate(CC)、PANAVIA F2.0(CC)、Variolink II(CC)、els cem(CC)、Kerac Cem Plus(SA)	Scotchbond Universa (Rely X Ultimate)、Heliobond (Variolink II)、cmf bond (els cem)	—
Peumans M (2016)	5	微小引張	—	Clearfil Esthetic Cement (RC)、PANAVIA Self-adhesive Cement(SA)	Heliobond	Al_2O_3(27 μm)↑、CoJet↑
Campos F (2016)	4	微小引張	熱負荷(6,000)＋水中浸漬（2ヵ月）	PANAVIA F2.0 (CC)	—	CoJet→
Elsaka SE (2016)	5	せん断（ブラケット）	熱負荷(5,000)	Transbond XT (light cure adhesive paste)		CoJet↑
Frankenberger R (2015)	23	微小引張	熱負荷(10,000)	Calibra (CC) + Prime&Bond XP (self-cure activator)、Rely X Unicem (SA)	—	Al_2O_3 (50 μm)↑
Elsaka SE (2015)	4	微小引張	—	GrandioSO (RC)	Zircon-adhesive(CZ)、Peak Universal Bond (PR)、Clearfil SE Bond Primer(CR)、Visio-Bond (CS)	(CoJet)
Elsaka SE (2014)	24	微小引張	水中浸漬（1ヵ月）	Biflx SE (SA)、(Filtek Z250)	—	Al_2O_3 (110 μm)↑

認められている[4, 7, 9, 14, 20, 22〜25]。Frankenbergerらは、表面処理としてビタ・エナミック（VITA）に対してはフッ酸処理を、ラヴァ™アルティメットにはアルミナブラスト処理を推奨している[7]。冒頭に説明したとおり、ビタ・エナミックはポーセレンに近い性質であるため、フッ酸処理が有効であることは理解しやすい。しかしながら、わが国においては毒性のあるフッ酸の使用に関しては慎重になるべきであり、海外においてもチェアーサイドでの使用は控えられている[28]。

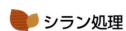
シラン処理

●有効性はどこまであきらかになっているのか？

シラン処理剤は、ポーセレンおよびコンポジットレジンのフィラーに接着させる処理法として広く使用されてきた。レジンブロックに対しても有効な処理法として考えられており、13論文でその効果が確認されている[6, 8, 13〜17, 20〜22, 24, 25]。

一方、シラン処理の効果が認められなかった研究もあり[7, 9, 15, 19, 21, 23]、その考察として、シラン処理はレジンブロックや接着材によってその効果が異なる可能性が指摘されている。また、接着強さではブラスト処理によって得られる機械的嵌合力による影響が大きく出る一方、シラン処理による化学的結合力の効果は評価できないことも否定できない。Elsakaは、シラン処理は接着強さを上げるのではなく、接着の「長期耐久性」に影響すると述べている[24]。

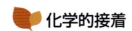
化学的接着

●レジンマトリックスへの接着？

化学的接着として興味深いことに、Shinohara

RC：コンポジットレジン、SA：セルフアドヒーシブセメント、CC：従来型レジンセメント、
Al₂O₃：アルミナ、CoJet、SilJet：表面にシリカコーティングしたアルミナ粒子（30μm）

酸	シラン	結果／著者のコメント
HF ↑	Monobond plus(MP)↑、Monobond Etch & Prime(MEP)↑↑	処理なし（コントロール）＜ MP のみ＜ HF ＋ MP ＝ MEP のみ Monobond Etch & Prime は新規に開発されたフッ酸処理を必要としないポリフッ化アンモニウムとシランを含有したワンボトルシステムである。名前はセルフエッチングセラミックプライマーだが、水洗する必要がある
H₃PO₄	Scotchbond Universal	即時象牙質コーティング（Scotchbond Universal と Filtek Supreme Ultra Flowable Restorative 使用）ありなしで接着強さに有意な違いはなかった。高い接着強さと良好な接着耐久性を得るために、コンポジットレジンブロックはガラスセラミックブロックより効果的である
HF ↑	GC Ceramic Primer II ↑	サンドブラスト処理かフッ酸処理によって微小保持を獲得し、シラン処理によって化学的な接着を得ることが、6ヵ月水中保存後にも接着強さを保持するために必ず必要（mandatory）である
HF	Scotchbond Universal、Clearfil Ceramic Primer、Monobond Plus、csp silan	5種のセメントの接着能の比較研究。 6ヵ月水中保存後：Rely X Ultimate ＝ Variolink II ＞ PANAVIA F2.0 ＞ els cem ＞ Kerac Cem
HF ↑	Monobond plus ↑↑	フッ酸＋シラン処理もしくはシラン処理のみがどちらのセメントにおいても有力な表面処理であった
HF ↑、H₃PO₄ →	Clearfil Bond SE Primer and Clearfil Porcelain Bond Activator →	耐久試験後、フッ酸処理群のみが最も高い接着強さを保持した。フッ酸処理は歯面処理として行うべきである
HF ↑、H₃PO₄ ↓	Transbond XT	CoJet ＞ HF ＞（＝）Bur ＞ H₃PO₄ CoJet によるシリカコーティングが最も有効であった
HF ↑↑	Monobond plus ↑、→	Calibra と Rely X Unicem ともに：無処理＝ Silane ＜ Sandblasting ＝ Sandblasting ＋ Silane ＜ HF ＜ HF ＋ silane Enamic は Lava Ultimate よりも高い接着強さを示した
(HF、H₃PO₄)	Zircon－primer（CZ）、Ultradent silane（PR）、Clearfil Porcelain bond activator（CR）、ESPE-Sil（CS）	無処理＝ Clearfil Repair（CR）＜ CoJet System（CS）＜ Porcelain Repair（PR）＝ Cimara Zircon（CZ） Porcelain Repair（Ultradent）と Cimara Zircon（VOCO）がリペアシステムとして有意に高い接着強さを獲得した
HF ↑	Ultradent silane ↑	無処理＜ SB ＝ HF ＝（＜）SB ＋ S ＜（＝）HF ＋ S（SB と HF と SB ＋ S 間、SB ＋ S と HF ＋ S 間に有意差なし） フッ酸およびシランによる処理が、長期経過後も最も高い接着強さとなった。ビタ・エナミックは、ラバ・エナミックよりも高い接着強さを示した

らは、メチルメタクリレートとスーパーボンド®（サンメディカル）キャタリストを混合したMMA-TBBを試作処理剤としてシラン処理剤とともに評価している[16]。その結果、試作処理剤とシラン処理剤の併用が有効と結論づけている。現在のところ、スーパーボンドを用いたレジンブロック接着に関する英文論文発表はないが、本結果から、スーパーボンドによるCAD/CAM冠装着の有用性が推察される。また、これまで硬化したレジンへの接着は、フィラーに対する処理が主と考えられていたが、マトリックスレジンへの接着も今後検討されるべきである。

 ## レジンブロックの接着処理法

以上、レジンブロック接着における有効な処理法を考察するために、接着試験を行っている24文献を俯瞰的に眺め、考察した。その結論は以下のとおりである。

① 「アルミナ」もしくは「シリカコーティングを施したアルミナ」を用いたブラスト処理で、接着阻害因子除去と機械的嵌合力獲得を行う。
② 続いて、「シラン処理」により化学的接着を得る。

レジンブロックから作製したCAD/CAM冠を支台歯に装着して実験を行った研究は他にもあるが、それらの多くは、冠に力を加えて破壊するまでの力を評価している。臨床において問題となっているのは、冠の「破折」ではなく「脱離」であるため、本項では、接着試験を行っている論文にフォーカスした。この発表数を読者は「多い」と感じるだろうか、「少ない」と感じるだろうか。今後、日本におけるメタルフリー審美補綴が促進するように、研究データの蓄積に尽力したい。

【参考文献】

1) Mine A, Kabetani T, Higashi M, Kawaguchi-Uemura A, Matsumoto M, Tajiri Y, Hagino R, Imai D, Yumitate M, Ban S, Minamino T, Yatani H: Bonding effectiveness of current adhesive system to CAD/CAM indirect resin materials: A review of 32 literatures in 2018. Jpn Dent Sci Rev. in press.

2) Ishii N, Maseki T, Nara Y: Bonding state of metal-free CAD/CAM onlay restoration after cyclic loading with and without immediate dentin sealing. Dent Mater J, 36 (3) : 357-367, 2017.

3) Flury S, Schmidt SZ, Peutzfeldt A, Lussi A: Dentin bond strength of two resin-ceramic computer-aided design/computer-aided manufacturing (CAD/CAM) materials and five cements after six months storage. Dent Mater J, 35 (5) : 728-735, 2016.

4) Peumans M, Valjakova EB, De Munck J, Mishevska CB, Van Meerbeek B: Bonding Effectiveness of Luting Composites to Different CAD/CAM Materials. J Adhes Dent, 18 (4) : 289-302, 2016.

5) Duzyol M, Sagsoz O, Polat Sagsoz N, Akgul N, Yildiz M: The Effect of Surface Treatments on the Bond Strength Between CAD/CAM Blocks and Composite Resin. J Prosthodont, 25 (6) : 466-471, 2016.

6) Kassotakis EM, Stavridakis M, Bortolotto T, Ardu S, Krejci I: Evaluation of the Effect of Different Surface Treatments on Luting CAD/CAM Composite Resin Overlay Workpieces. J Adhes Dent, 17 (6) : 521-528, 2015.

7) Frankenberger R, Hartmann VE, Krech M, Krämer N, Reich S, Braun A: Roggendorf M. Adhesive luting of new CAD/CAM materials. Int J Comput Dent, 18 (1) : 9-20, 2015.

8) Stawarczyk B, Teuss S, Eichberger M, Roos M, Keul C: Retention Strength of PMMA/UDMA-Based Crowns Bonded to Dentin: Impact of Different Coupling Agents for Pretreatment. Materials (Basel), 8 (11) : 7486-7497, 2015.

9) Elsaka SE: Bond strength of novel CAD/CAM restorative materials to self-adhesive resin cement: the effect of surface treatments. J Adhes Dent, 16 (6) : 531-540, 2014.

10) Lührs AK, Pongprueksa P, De Munck J, Geurtsen W, Van Meerbeek B: Curing mode affects bond strength of adhesively luted composite CAD/CAM restorations to dentin. Dent Mater, 30 (3) : 281-291, 2014.

11) Kawaguchi-Uemura A, Mine A, Matsumoto M, Tajiri Y, Higashi M, Kabetani T, Hagino R, Imai D, Minamino T, Miura J, Yatani H: Adhesion procedure for CAD/CAM resin crown bonding: Reduction of bond strengths due to artificial saliva contamination. J Prosthodont Res; doi: 10.1016/j.jpor.2017.08.006. Epub ahead of print.

12) Kawaguchi A, Matsumoto M, Higashi M, Miura J, Minamino T, Kabetani T, Takeshige F, Mine A, Yatani H: Bonding effectiveness of self-adhesive and conventional-type adhesive resin cements to CAD/CAM resin blocks. Part 2: Effect of ultrasonic and acid cleaning. Dent Mater J, 35 (1) : 29-36, 2016.

13) Higashi M, Matsumoto M, Kawaguchi A, Miura J, Minamino T, Kabetani T, Takeshige F, Mine A, Yatani H: Bonding effectiveness of self-adhesive and conventional-type adhesive resin cements to CAD/CAM resin blocks. Part 1: Effects of sandblasting and silanization. Dent Mater J, 35 (1) : 21-28, 2016.

14) Lise DP, Van Ende A, De Munck J, Vieira L, Baratieri LN, Van Meerbeek B: Microtensile Bond Strength of Composite Cement to Novel CAD/CAM Materials as a Function of Surface Treatment and Aging. Oper Dent, 42 (1) : 73-81, 2017.

15) Arao N, Yoshida K, Sawase T: Effects of air abrasion with alumina or glass beads on surface characteristics of CAD/CAM composite materials and the bond strength of resin cements. J Appl Oral Sci, 23 (6) : 629-636, 2015.

16) Shinohara A, Taira Y, Sawase T: Effects of tributylborane-activated adhesive and two silane agents on bonding computer-aided design and manufacturing (CAD/CAM) resin composite. Odontology, 105 (4) : 437-442, 2017.

17) Yoshida K, Kamada K, Atsuta M: Effects of two silane coupling agents, a bonding agent, and thermal cycling on the bond strength of a CAD/CAM composite material cemented with two resin luting agents. J Prosthet Dent, 85 (2) : 184-189, 2001.

18) Roperto R, Akkus A, Akkus O, Lang L, Sousa-Neto MD, Teich S: Porto TS. Effect of different adhesive strategies on microtensile bond strength of computer aided design/computer aided manufacturing blocks bonded to dentin. Dent Res J (Isfahan), 13 (2) : 117-123, 2016.

19) Zaghloul H, Elkassas DW, Haridy MF: Effect of incorporation of silane in the bonding agent on the repair potential of machinable esthetic blocks. Eur J Dent, 8 (1) : 44-52, 2014.

20) El Zohairy AA, De Gee AJ, Mohsen MM, Feilzer AJ: Microtensile bond strength testing of luting cements to prefabricated CAD/CAM ceramic and composite blocks. Dent Mater, 19 (7) : 575-583, 2003.

21) Stawarczyk B, Stich N, Eichberger M, Edelhoff D, Roos M, Gernet W, Keul C: Long-term tensile bond strength of differently cemented nanocomposite CAD/CAM crowns on dentin abutment. Dent Mater, 30 (3) : 334-342, 2014.

22) El-Damanhoury HM, Gaintantzopoulou MD: Self-etching ceramic primer versus hydrofluoric acid etching: Etching efficacy and bonding performance. J Prosthodont Res, 62 (1) : 75-83, 2018.

23) Campos F, Almeida CS, Rippe MP, de Melo RM, Valandro LF, Bottino MA: Resin Bonding to a Hybrid Ceramic: Effects of Surface Treatments and Aging. Oper Dent, 41 (2) : 171-178, 2016.

24) Elsaka SE: Influence of surface treatments on bond strength of metal and ceramic brackets to a novel CAD/CAM hybrid ceramic material. Odontology, 104 (1) : 68-76, 2016.

25) Elsaka SE: Repair bond strength of resin composite to a novel CAD/CAM hybrid ceramic using different repair systems. Dent Mater J, 34 (2) : 161-167, 2015.

26) Yoshihara K, Nagaoka N, Maruo Y, Nishigawa G, Irie M, Yoshida Y, Van Meerbeek B: Sandblasting may damage the surface of composite CAD-CAM blocks. Dent Mater, 33 (3) : e124-e35, 2017.

27) Loomans BA, Cardoso MV, Opdam NJM, Roeters FJM, De Munck J, Huysmans MC, Van Meerbeek B: Surface roughness of etched composite resin in light of composite repair Journal of Dentistry, 39 (7) : 499-505, 2011.

28) Loomans BA, Mine A, Roeters FJ, Opdam NJ, De Munck J, Huysmans MC, Van Meerbeek B: Hydrofluoric acid on dentin should be avoided. Dent Mater, 26 (7) : 643-649, 2010.

第3章 補綴関連の接着

4 シリカ系セラミックス インレー・クラウン・ラミネートベニア

大谷一紀 Kazunori OTANI
東京都・大谷歯科クリニック

 ## メタルフリー修復時代

患者の審美的な関心の高まりにより、日常臨床においてメタルフリー修復を求められることも多くなり、コンポジットレジン材料・セラミック材料・ファイバーコアなどを使用した歯冠修復を行う頻度が増えてきている。また、昨年末にはCAD/CAM冠の第1大臼歯への保険導入もあり、今後はよりいっそうメタルフリー修復の流れが進むと考えている。

現在、メタルフリー修復に使用されている歯冠修復材料は、コンポジットレジン材料とセラミック材料の2つに大別され、コンポジットレジン材料は一般的に保険診療で使用されることが多く、セラミック材料は自費診療で使用されている。

表❶ 現在臨床で使用されているセラミック材料

【シリカを主成分とするセラミックス】
●長石系セラミックス
●スーパーポーセレン AAA（クラレノリタケデンタル）
●ヴィンテージハロー（松風）
●イニシャル MC（ジーシー）
●二ケイ酸リチウム含有ガラスセラミックス
●IPS e-max Press（Ivoclar Vivadent）
●イニシャル LiSi プレス（ジーシー）
【シリカを主成分としないセラミックス】
酸化ジルコニウムセラミックス
●カタナ（クラレノリタケデンタル）
●LAVA（3Mジャパン）

 ## オールセラミック材料の分類

現在臨床で使用されている代表的なセラミック材料として、長石系セラミックス、二ケイ酸リチウム含有ガラスセラミックス、酸化ジルコニウムセラミックスが挙げられる（表1）。これらのセラミックス材料は、装着時に合着ではなく、接着が必要なことも多く、シリカを主成分とする長石系セラミックスおよび二ケイ酸リチウム含有ガラスセラミックス、シリカを主成分としないセラミックスではそれぞれ接着工程が異なる。とくにシリカを主成分とするセラミックスはレジン系装着材料を用いて、支台歯との強固な接着が必須である。

本項では、インレー（図1～3）、アンレー、前歯および臼歯のクラウン（図4、5）、ラミネートベニア（図6～8）、そしてそれらの組み合わせ（図9～12）など、幅広い症例に臨床応用されているシリカを主成分とするセラミックスの接着について解説する。

 ## シリカを主成分とするセラミックスの接着

セラミックスの接着は2つの接着、すなわち「1．修復物であるセラミックスとレジン系装着材料の接着」、「2．レジン系装着材料と支台歯（歯質、メタル、コンポジットレジンなど）との接着」を確実に行う必要がある。

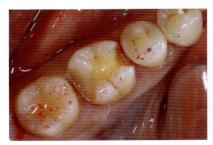
図❶　二ケイ酸リチウム含有ガラスセラミックインレーの症例

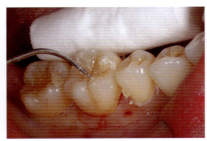
図❷　接着処理後、接着性レジン装着材料にて接着

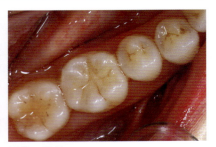
図❸　術後

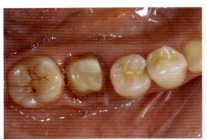
図❹　二ケイ酸リチウム含有ガラスセラミックスクラウンの症例

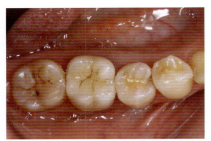
図❺　術後。接着性レジン装着材料にて接着

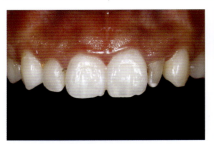
図❻　術前。|2矮小歯にポーセレンラミネートベニアを行った症例

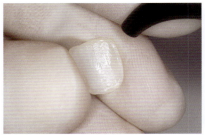
図❼　長石系セラミックスで製作したラミネートベニア

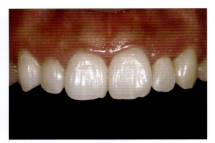
図❽　術後。接着性レジン装着材料にて接着

1. 修復物であるセラミックスとレジン系装着材料の接着

シリカを主成分とするセラミックスとレジン系装着材料の接着は、微小機械的嵌合と化学的結合の両者によって成立していることがわかっている[1]。

1）臨床で行っている微小機械的嵌合の獲得法

（1）サンドブラスト

セラミック表面にアルミナ粒子を吹きつけて表面に微細な凹凸を付与することで、微小機械的嵌合力を獲得する[2,3]。

▶注意点

脆弱な長石系セラミックスへのサンドブラストはセラミックスを破折させてしまうことがあるため、弱圧で行う必要がある。また、比較的高強度な二ケイ酸リチウム含有ガラスセラミックスであっても、ポーセレンラミネートベニアや、インレーおよびクラウンの薄い部分へのサンドブラストは、セラミックスを破折させてしまう可能性があるため、注意が必要である。

（2）酸エッチング

フッ化水素酸により、セラミック接着面のガラスマトリックスを選択的に溶かすことで表面を粗造にし、微小機械的嵌合力を獲得する[4]。

筆者は、長石系セラミックスにはビスコポーセレンエッチャント（9.5％フッ化水素酸ジェル）

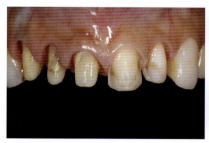
図❾　前歯部二ケイ酸リチウム含有ガラスセラミッククラウン症例

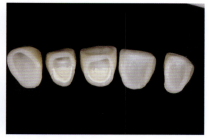
図❿　イニシャルLiSiプレスにて製作したクラウンとラミネートベニア

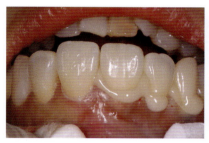
図⓫　接着処理後、接着性レジン装着材料にて接着

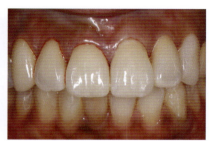
図⓬　装着直後

を約30秒、二ケイ酸リチウム含有ガラスセラミックスには約60秒作用させたのち、確実な清掃を行うため、スチームクリーナーを用いて洗浄を行っている。

▶注意点

フッ化水素酸は医薬用外毒物であり、換気扇直下での使用が望ましいため、チェアーサイドではなく技工室で処理を行う必要がある。口腔内での使用は禁忌である。

2）臨床で行っている化学的結合の獲得法

シリカを主成分とするセラミックスとレジン系装着材料を化学的に結合させるには、セラミック表面にシランカップリング処理を行う。カルボン酸系やリン酸系の酸性機能性モノマーを含有し、シランを活性化させるシラン処理剤が有効である[5]。

▶注意点

シラン処理剤は国内ではセラミックプライマーと呼ばれることが多く、1液性の製品だけでなく、2液性、3液性の製品もあるため、使用時にはそれぞれの取扱説明書にある使用法を遵守する。また、シラン処理剤とプライマーボンドが一緒になった複合タイプの製品もあるため、取り扱いには注意が必要である。

2．レジン系装着材料と支台歯（歯質、メタル、コンポジットレジンなど）との接着

前項で述べたように、セラミックスとレジン系装着材料の接着が確実に行われたとしても、レジン系装着材料と支台歯との接着に不備があると、十分な接着力が得られずセラミックスの破折、脱落、辺縁漏洩、二次う蝕の原因となる可能性がある。レジン系装着材料と支台歯の接着時には、支台歯の状態（エナメル、デンティン、貴金属、卑金属、コンポジットレジン、etc.）を考慮し、使用するシステムの製造者指示に従って接着前処理を行う。

▶注意点

精密印象採得からセラミックス装着までの期間は、テンポラリークラウンや軟性仮封材などによる支台歯の保護が一般的である。これらテンポラリー材料が装着日までに脱落や緩みがなかったとしても、支台歯表面は汚染しているため、不十分な清掃で接着させてしまうと十分な接着が得られない。そのため、確実な表面清掃を行う必要があ

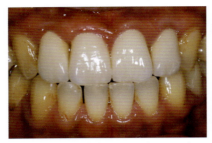
図⓭　術前。前歯部メタルボンドの色の不調和と不適合を認める

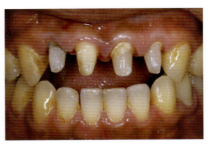
図⓮　除去後、ファイバーコアとコンポジットレジンにて支台築造を行った

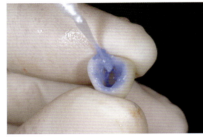
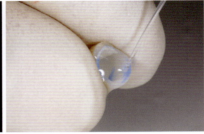
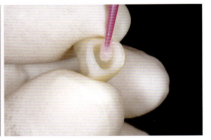
図⓯　口腔内に試適後、リン酸エッチング、水洗乾燥し、シラン処理剤を塗布（フッ化水素酸によるエッチングはラボにて行ってある）

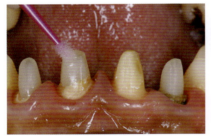
図⓰　支台歯に接着処理を行う

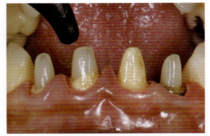
図⓱　乾燥

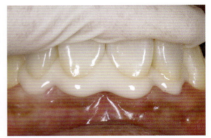
図⓲　レジン系装着材料で装着

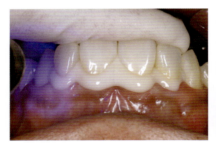
図⓳　仮照射を行う

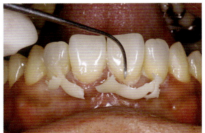
図⓴　おおまかなレジンセメントの除去を行う

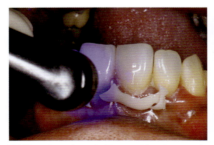
図㉑　クラウン内部のレジンセメントが硬化するよう、十分に光照射を行う

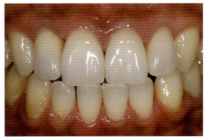
図㉒　術後（二ケイ酸リチウム含有ガラスセラミックス）

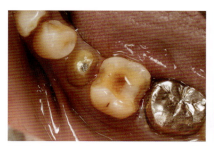
図㉓ 「5」フルジルコニアクラウン、「6」ニケイ酸リチウム含有ガラスセラミックス

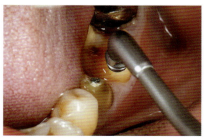
図㉔ ペリオーフローにて支台歯の清掃を行った

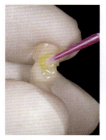
図㉕ 試適後ラボにて「6」インレーにフッ化水素酸を塗布

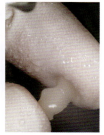
図㉖ 塗布60秒後、水洗乾燥

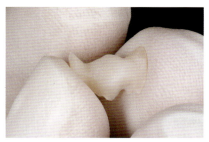
図㉗ 酸エッチングにより、インレー内面が白濁している

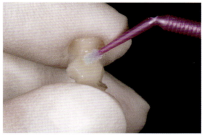
図㉘ シラン処理剤を塗布、乾燥

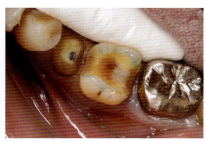
図㉙ 本症例では、マージン部エナメルにセレクティブエッチングを行った

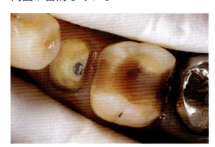
図㉚ 水洗、乾燥後

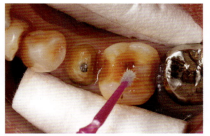
図㉛ プライマーボンド塗布

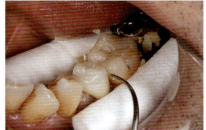
図㉜ レジン系装着材料で装着

る。また、装着時の周囲組織からの滲出液や出血は接着を阻害するため、修復処置までにティッシュマネジメントを行っておくことが望ましい。

●術後の長期安定を得るために

　数多くの歯科メーカーより、使用方法や接着ステップの異なる接着システムが上市されているため、不慣れな材料や煩雑なステップの接着操作を行う際には、処置前に取扱説明書を確認し、簡単なシミュレーションをしておくことで確実な接着操作が可能となり、脱落、破折、二次う蝕などの術後トラブルを回避できると考える。

　本項では接着操作にフォーカスを当てて解説を行ったが、ティッシュマネジメント、支台歯形成、精密印象採得などの各治療工程精度も術後の長期安定には不可欠である。

　最後に2症例を供覧する（図13～32）。

【参考文献】
1）小峰 太，松村英雄：歯冠修復物と固定性補綴装置の接着と合着．補綴誌，4（4）：343-352, 2012.
2）Calamia JR: Etched porcelain veneers: the current state of the art. Quintessence Int, 16: 5-12, 1985.
3）山本 秀，宗像清貴，関口正二，鈴木修一，潤田和好，越中 優，他：接着性セメントの陶材に対するせん断接着強さ陶材の種類とその表面研削法が接着性に及ぼす影響．補綴誌，30: 207-215, 1986.
4）Chen JH, Matsumura H, Atsuta M: Effect of etchant, etching period, and silane priming on bond strength to porcelain of composite resin. Oper Dent, 23: 250-257, 1998.
5）Friedman MJ: A 15-year review of porcelain veneer failure-a clinician's observations. Compend Contin Educ Dent, 19: 625-636, 1998.

第3章　補綴関連の接着

5 ファイバーポストレジンコア

天川由美子 *Yumiko AMAKAWA*
東京都・天川デンタルオフィス外苑前

🍂 接着相手は象牙質！

　レジン支台築造には、ポストを用いない髄腔保持型のレジンコアのみの場合（図1～4）と、既製ポスト（筆者の臨床ではすべてファイバーポスト）を用いたファイバーポストレジンコアがある。レジンコアのみの適応は、歯冠部残存歯質、歯質厚径1mm以上のフィニッシュラインからの歯質高径、いわゆるフェルール2mm以上の残存歯質が2壁以上残っている場合とされている[1]。ファイバーポストレジンコアは、レジンコアのみと比較し、臨床ステップは当然であるが煩雑になる。本項では、とくにファイバーポストレジンコアについて述べたい。
　ファイバーポストレジンコアの接着における最大の特徴は、被着体である歯質が象牙質のみになることである。そして、対象は根管治療済みの歯であるため、歯冠部象牙質と根管象牙質があるこ とも忘れてはならない。歯冠部象牙質に対する接着は、コンポジットレジン修復などとある程度同等に考えてよいが、根管象牙質は象牙細管の本数や走行、またはさまざまな治療履歴で臨床的に確実な接着を求めることは非常に難しい。
　本項では、予知性の高い直接法によるファイバーポストレジンコアの接着を行う臨床上の注意点について、詳細に解説する（図5）。

🍂 フェルール部の健全歯質確保

　ファイバーポストレジンコアを用いるうえで最も大切なのは、できるかぎり健全な残存歯質を確保することである。術者自身が根管治療を行っている場合は、その処置中に歯冠部および根管内の感染象牙質を除去しているはずである。初めての根管治療だけではなく、すでに根管治療済み歯の再治療であっても、う蝕検知液を用いて徹底的に感染象牙質を除去する。

レジンコアのみ（）

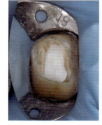
図❶　仮封を除去する前にラバーダムを装着する

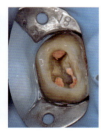
図❷　仮封除去

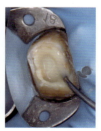
図❸　気泡の混入に注意して積層充塡する

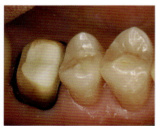
図❹　レジンコア築造後

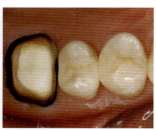

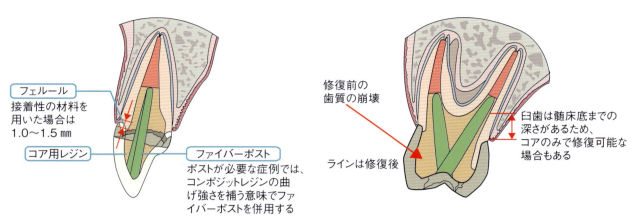

図❺ ファイバーポストを複数本使用する症例（参考文献[2]より引用改変）

 ポスト孔とポスト長

ファイバーポストを使用する際は、歯根部歯質部にポスト孔が必要になる。術者自ら根管治療を行っている場合は、ポスト孔の長さを考慮して根管充填を行う。とくに硬化後のMTAセメントは、改めて形成することは非常に困難なので、注意が必要である。

支台築造において、ポストを必要とする症例ではポスト孔が可及的に長く、細いものにすることを推奨されてきたが、ファイバーポストレジンコアにおいては、接着操作の観点からあまり長いポスト孔は好ましくないと思われる。ポスト孔先端の乾燥や気泡の混入など、接着操作上のミスが起こりやすいからである。ポスト孔の長さに関する論文はまだ少ないが、筆者はポスト長は支台歯長と同程度と考えている。そして、ポスト孔の直径が大きい場合は、複数本のファイバーポストを用いることにしている。

 防湿

基本的に、ラバーダム装着が望ましい。すでにクラウン修復がされているような歯は、クランプをかけにくいことがあるので、筆者はクラウン除去時には歯肉縁下にフィニッシュラインを設定する最終的な支台歯形成は行わないようにしている。クランプがかけられないような歯は、直接法のファイバーポストレジンコアの適応ではない。

 ファイバーポスト

ファイバーポストには、シラン処理が行われているものと行われていないものがある。接着操作の直前に必ず清掃が行われているものに関しても、シラン処理を行う。筆者は、シラン処理剤をマイクロブラシなど使用せず、ボトルから直接塗布している。シラン処理を行うことは、有意にコア用レジンとの接着力を向上させる。唾液の付いたグローブで持つなどは厳禁である。

 接着面の清掃

仮着材や仮封材が歯面に残留していると、十分な接着力が発揮されない。よって、被着面の清掃は非常に重要である。筆者は接着前に、とくにフェルール部を酸化アルミナの粉を用いて清掃している。

 接着操作

象牙質へのプライマー・ボンディング処理は、メーカーの指示どおりに確実に行う。とくにフェルール付近の接着操作には細心の注意を払う。ボンディング材の液溜まりを作らないように薄く塗布し、エアーブローをしっかり行う。また、ポスト孔については、ペーパーポイントやエンド用バキュームの使用も有効である。

▶接着阻害に繋がる要因
- 根管充填材や仮着材の残存
- アルコール・血液や唾液

前歯部（3）ファイバーポストレジンコア

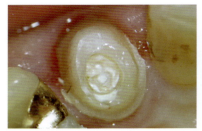
図❻ 仮封除去前

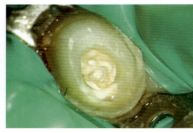
図❼ ラバーダムを装着する

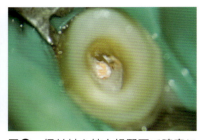
図❽ 仮封材を拡大視野下で確実に除去

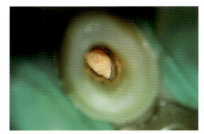
図❾ 仮封材除去後

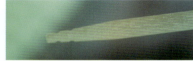
図❿ ファイバーポストをシラン処理する

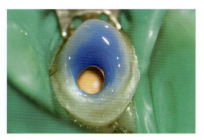
図⓫ 隔壁のレジン部をエッチング

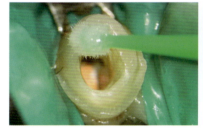
図⓬ レジン部をシラン処理

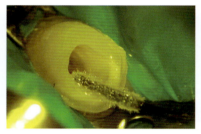
図⓭ ボンディング剤を塗布

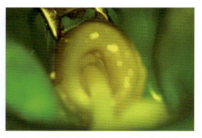
図⓮ 気泡の混入に注意しながらコア用レジンを填入

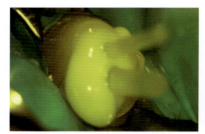
図⓯ ファイバーポストを挿入

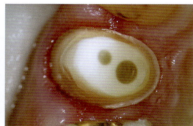
図⓰ 概形成後

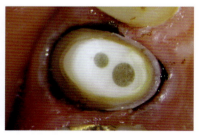
図⓱ 支台歯形成後、印象採得時

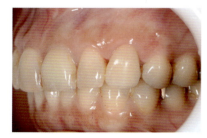
図⓲ オールセラミッククラウン試適時

▶ **接着に不利な条件**
- 根管治療の使用薬剤による象牙質の変性
- 根管象牙質は、象牙細管の直径が歯冠部よりも大きく密度が高い

▶ **臨床操作因子**
- 接着操作の不備
- 器具の到達限界

臼歯部（|6）ファイバーポストレジンコア

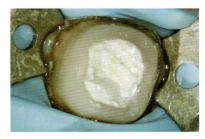

図⑲ 仮封除去前にラバーダムを装着する

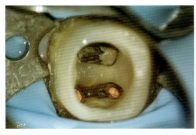

図⑳ 仮封除去後

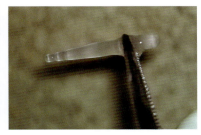

図㉑ ファイバーポストを適切な長さにカットし、シラン処理する

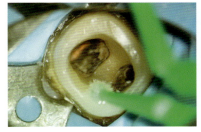

図㉒ 隔壁のコンポジットレジン部のシラン処理

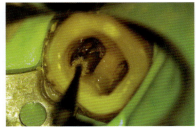

図㉓ ボンディング材を塗布

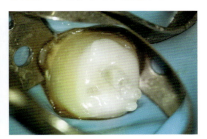

図㉔ レジンコアを塡入し、ファイバーポストを静かに設置する

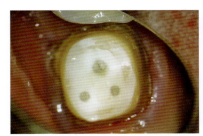

図㉕ 概形成

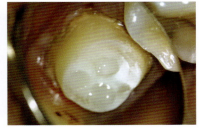

図㉖ ファイバーポストが露出する恐れがある場合は、一層フロアブルレジンで充塡することもある

　ファイバーポストレジンコアの失敗は、ほとんどが接着の不備だと思われる。失活歯は、何度も治療されている可能性がある。また、根管治療に際していくつかの薬剤が使用され、生活歯と比較して歯質が変質しているかもしれない。また、接着操作は、正確に行わないと十分な接着力を発揮できない。筆者は、根管象牙質にはあまり接着力を期待できないと考えているので、とくにフェルール部の清掃や接着操作は注意深く行っている。

　ここで、前歯部と臼歯部にファイバーポストレジンコアを用いた2症例を供覧する（図6〜26）。

　ファイバーポストレジンコアにおいて、接着歯学を理解し、それを最大限に活かすことは、思っている以上に難しい。今後も、各ステップを確実に行い、予知性の高い修復治療を行っていきたい。

　本項が、皆様の日常臨床の参考になれば幸いである。

【参考文献】
1）坪田有史：支台築造とファイバーポストコアの現状．日補誌，9：94-100，2017．
2）鈴木真名，天川由美子（編）：歯科臨床のエキスパートを目指して－コンベンショナルレストレーション3・根管形成と支台築造．医歯薬出版，東京，2004．
3）天川由美子，山田和伸：ファイバーポストを用いたレジン支台築造Q&A－オールセラミック修復をより確実に行うために－．歯界展望，116（1）：25-51，2010．
4）坪田有史，川本善和（編）：ファイバーポストレジンコアの臨床．デンタルダイヤモンドムック，デンタルダイヤモンド社，東京，2018．

第3章 補綴関連の接着

6 仮着材残留による接着への影響と仮着材の除去法
間接修復（プロビジョナルレストレーション）

山﨑 治 Osamu YAMAZAKI
東京都・原宿デンタルオフィス

 ### 仮着材の要件

近年、患者の審美的欲求が向上し、セラミックによる修復・補綴処置が多くなってきている。このようなセラミックの間接修復の工程は、支台歯形成、印象および咬合採得、暫間修復物の装着、その後に技工操作が入り、補綴装置の完成、支台歯への装着となる。印象採得後の暫間修復は、内側性窩洞であれば仮封材、クラウン修復であれば即時重合レジンで、テンポラリークラウンもしくはプロビジョナルレストレーション（以下P.R）を製作するのが一般的である。P.Rは、有髄歯の歯髄保護や歯の位置移動防止のみならず、最終補綴装置の指標として審美的・機能的にも形態を最終補綴装置に反映させるためのツールとなり、さらには正確にマージンを適合させることでティッシュマネジメントにも有用性があり、セット時に炎症のない状態での装着が可能となる。

当然のことながら、このP.Rは仮着されることになり、使用目的からしても、暫間修復と異なり、長期にわたり使用されることも多い。よって、仮着材に求められる要件としては、P.Rが最終補綴装置装着時まで脱離しないように必要な合着力がありながら、撤去時には術者により容易に除去できるような相反する性質をもつことであり、またセメントの除去が容易で、被着面の汚染を起こさないものが好ましい（表1）。

 ### 仮着材の種類

現在、臨床で使用されている仮着セメントは多種類あり、代表的なセメントは**表2**となる。組成的にみると、ユージノール系、非ユージノール系、カルボン酸系（グラスアイオノマーセメントを含む）、レジン系セメントに大別される。また、練和方法もさまざまで、粉と液を練和する粉液型、2種を練和するペースト型、シリンジ型のオートミックスタイプに分類できる。それぞれの特徴と強度は以下のとおりである（図1）。

1．ユージノール系セメント

ユージノール系セメントは、酸化亜鉛ユージノールセメントと呼ばれ、粉液練和型で粉末主成分は酸化亜鉛、液主成分がユージノール（チョウジ油）であり、ユージノールが酸化亜鉛と反応して硬化する。このセメントはユージノールによる歯髄鎮静作用を有しており、生活歯に用いられる

表❶ 仮着用セメントに要求される性質（参考文献1) より引用改変）

数日から数週間は口腔内で補綴物が脱離しない合着力を有する
必要な場合に暫間補綴物、補綴物の撤去が容易である
仮着時に補綴物辺縁の封鎖性に優れる
歯髄への保護作用がある
被着面を汚染・変性させずに合着材・接着材の接着性を阻害しない
被着面に付着した仮着材の除去が容易である
暫間あるいは最終補綴物の物性を劣化させない

表❷　現在、臨床で使用されている代表的な仮着セメント（参考文献[1]より引用改変）

種類		練和方式	製品名	メーカー名
ユージノール系		粉液型	仮着用ネオダインT	ネオ製薬工業
			ハイユージノールセメント	松風
			ユージノールセメント	ジーシー
		ペースト型オートミックス	テンプボンド	Kerr
		ペースト型	ネオダインEZペースト	ネオ製薬工業
非ユージノール系		ペースト型オートミックス	テンプボンドNE	Kerr
		ペースト型	フリージノールテンポラリーパック	ジーシー
カルボン酸系	カルボキシレート系	粉液型	ハイボンドテンポラリーセメントハード	松風
			ハイボンドテンポラリーセメントソフト	松風
	グラスアイオノマー系	粉液型	IPテンプセメント	松風
		ペースト型	フジTEMP	ジーシー
レジン系		オートミックス	Terio CS リンク	Ivorclar Vivadent
			インプラントリンクセミ	茂久田商会
			テンプリンククリアー	茂久田商会
			テンプボンドクリアー	Kerr

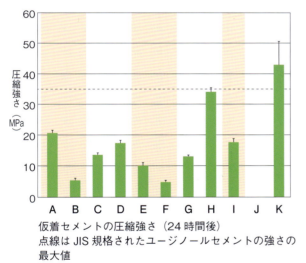

仮着セメントの圧縮強さ（24時間後）
点線はJIS規格されたユージノールセメントの強さの最大値

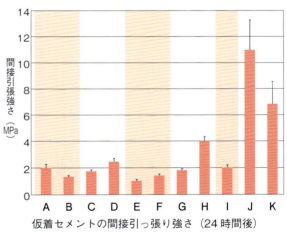

仮着セメントの間接引っ張り強さ（24時間後）

A	ユージノール系粉液練和型セメント	仮着用ネオダインT
B		ユージノールセメント
C	ユージノール系ペースト型セメント	テンプボンド
D		ネオダインEZペースト
E	非ユージノール系セメント	テンプボンドNE
F		フリージノールテンポラリーパック
G	カルボキシレート系セメント	ハイボンドテンポラリーセメントソフト
H		ハイボンドテンポラリーセメント
I	グラスアイオノマー系セメント	フジTEMP
J	レジン系セメント	インプラントリンクセミ
K		テンプリンククリアー

図❶　代表的な市販仮着セメントの圧縮強さと間接引っ張り強さ（参考文献[1]より引用改変）

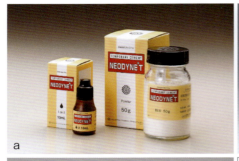
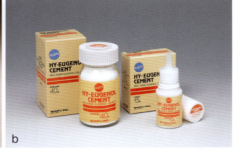
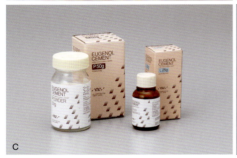
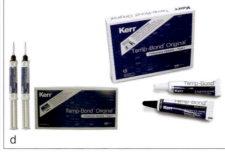

図❷　ユージノールセメントの一例
a：仮着用ネオダインT（ネオ製薬工業）
b：ハイユージノールセメント（松風）
c：ユージノールセメント（ジーシー）
d：テンプボンド。左：オートミックスタイプ、右：ペーストタイプ（Kerr）

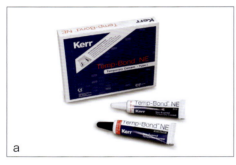
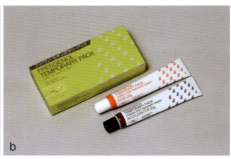

図❸　非ユージノールセメントの一例
a：テンプボンドNE（Kerr）
b：フリージノールテンポラリーパック（ジーシー）

ことが一般的である。一方で、ユージノールがレジンの重合阻害になることから、使用には注意が必要である[2〜4]。また、歯肉に対して刺激性があるため、歯肉縁下のセメントの残留には確実な除去が求められる（図2）。

2．非ユージノール系セメント

　非ユージノール系セメントは、酸化亜鉛ユージノールセメントの組成を基本としているが、ユージノール成分を他のミネラルオイルなどで置き換えており、ユージノールは含有されていない。よって、採取、練和は容易であり、ユージノールによる重合阻害もなく、歯肉への刺激性も低い。機械的特性はユージノール系セメントと類似している（図3）。

3．カルボン酸系セメント

　カルボン酸系セメントは、液成分にポリアクリル酸の水溶液を使用しているセメントであり、カルボキシレート系セメントとグラスアイオノマー系セメントに大別される。カルボキシレートセメントは、歯髄刺激は少ないが、歯質接着性は強いため確実なセメントの除去には注意を要する。歯質強化作用や抗菌作用が期待されるHY材（タンニン・フッ化化合物剤）を粉末に含むものもある。水銃で余剰セメントを除去しやすいという特徴がある。一般的なP.Rの仮着材としては必要十分な強度を有しており、筆者が使用しているものはこのタイプである（図4）。

　グラスアイオノマー系セメントは、従来の仮着セメントよりも被膜厚さが少なく強度、接着性も向上しているため、P.Rやインプラント補綴の長期仮着に向いている。歯髄刺激性が低く、長期にわたって変色、溶解が少なく、余剰セメントの除去性にも優れるのが特徴である（図5）。

4．レジン系セメント

　レジン系セメントは、カルボン酸系セメント同様の用途であり、クリアー色もあるためP.Rが

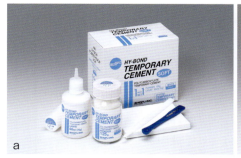
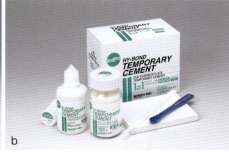

図❹ カルボキシレート系セメントの一例
a：ハイボンドテンポラリーセメントソフト（松風）
b：ハイボンドテンポラリーセメントハード（松風）

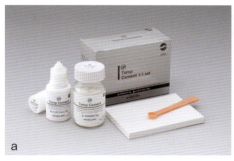
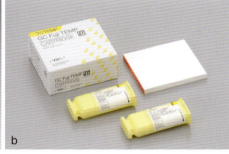

図❺ グラスアイオノマー系セメントの一例
a：IPテンプセメント（松風）
b：フジTEMP（ジーシー）

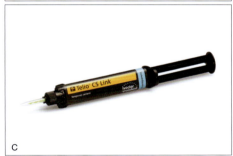
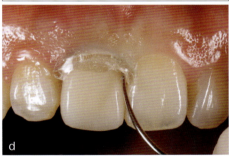
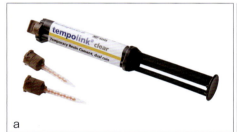
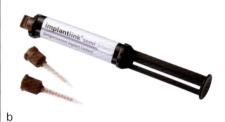

図❻ レジン系セメントの一例
a：テンポリンククリアー（茂久田商会）
b：インプラントリンクセミ（茂久田商会）
c：Terio CS リンク（Ivorclar Vivadent）
d：ベニアのP.Rを透明色のセメントで仮着した一例

薄く、支台歯色の影響を受けるベニアのP.Rの仮着に適している。被膜厚さも少なく、物性も優れていて長期のインプラント補綴の仮着などに適しているが、コストが高くなる。光重合で硬化するため余剰セメントが一塊で除去しやすいのも特徴である（図6）。

 P.Rの除去

仮着されたP.Rの除去は、クラウンリムーバーで除去するのが一般的である。このクラウンリムーバーはさまざまなタイプが販売されているが、適合状態がよかったり、カントゥアの形態によっては適切な力がかからない場合がある。そのようなときは歯冠中央部あたりにスリットを入れ、リムーバーのチップが垂直に力がかかるように位置づける。それでも取れなかったり、保持力が強すぎてポストごと脱離しそうな場合は、支点を隣在歯に求めるリムーバーもあるので状況に応じて使い分けるとよい（図7）。

日常臨床では、クラウンを除去する際に仮着材の保持力が強く、稀にダウエルコアごと取れてしまうことがある。もちろんこれは接着操作のミス

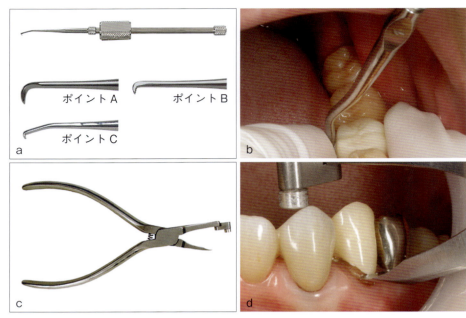

図❼ クラウンリムーバーの一例とその使用例
a、b：一般的なクラウンリムーバーを示す。クラウンとブリッジによって先端を変えることができる
c、d：テンポラリークラウンリムーバー冨井式（タスク）。支点を隣在歯に求めるため、歯自体を垂直方向に引き上げる力が弱い

や術者の撤去する力の問題などさまざま要因があるが、なるべくそのようなリスクは避けたいものである。

　仮着材の保持力は、レジン系やグラスアイオノマー系セメントを除き、大きな違いはない。クラウンの保持力に大きな影響を与えているのは、セメントの物性よりも支台歯のテーパーや高さ、クラウンの適合性（セメントの被膜厚さ）である[5]。いくら仮着材とはいえ、適合性が高い最終補綴物の仮着の場合には、クラウンの除去が困難となりセラミッククラウンの破折を招くことも報告されている[6]。よって、クラウンを試適した際に適合性が強いと感じた場合は、セメントの強度を低いものに変更するのもよいが、セメントの保持力を上げないように支台歯を乾燥させないで装着する工夫も必要である。

🍂 仮着材によるレジン系装着材料の接着強さの影響

　ガラスセラミックスは脆性材料であり、レジン系装着材料を用いて歯質と一体化することにより強度を向上させ、口腔内に長期的に機能させることができる。よって、接着がうまくいかないと、修復体の厚みや咬合力にもよるが、セラミックスが破折することもあり、接着操作は非常に大切なステップとなる。ジルコニアのような金属酸化物系セラミックスを含めセラミック修復は大半が間接法となるため、被着面は仮着後のエナメル質か象牙質となる。

　接着性レジンセメントのエナメル質に対する接着性は、ユージノール系、非ユージノールのいずれの仮着材においても、接着強さに影響はないことが報告されているため、エナメル質の接着はかなり予知性が高い[7]。対して、象牙質に対する接着強さは、象牙質表面に残留した仮着材により20〜30％低下するという報告もあるが[8,9]、現在のところ、これらの仮着材の完全なる除去法が臨床的に確立されていない。しかし、少しでも術後のセラミックの脱離、破折のリスクを軽減させるために、除去性・清掃性のよい仮着材を選択し、可能な限り接着阻害因子を取り除くことが、臨床的に接着操作を成功させる鍵となると筆者は考えている。

🍂 各種仮着材の注意点とセメント除去

　本項では代表的な下記の3つの仮着セメントの除去法について解説する（とくに仮着材自体の強度が強く、歯質付着性が強い、すなわち除去が困難と思われるカルボキシレート系セメントを中心に解説する）。

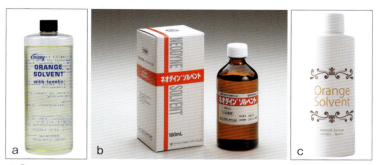

図❽　ユージノールセメントの溶解剤の一例
a：オレンジソルベント（mizzy）
b：ネオダインソルベント（ネオ製薬工業）
c：オレンジソルベント（茂久田商会）

1．ユージノール系セメント

　ユージノールはレジンの重合を阻害し、接着を妨げるという報告がなされている。歯面上は仮着材が除去されていても、象牙細管の深部までユージノールが浸透し、重合を阻害する可能性がある。よって、エキスカベーターやエアスケーラーによる機械的清掃のみでは完全に除去できないため、クリーニングエージェントによる化学的清掃が有効である（図8）。

　しかし、中嶌によると、クリーニングエージェントの成分自体が象牙細管内に残留して接着阻害になるという報告もあることから[1]、接着を必要とする補綴装置の仮着は、徹底した機械的清掃や湿綿球などによる清掃が有効である。さらには、P.Rを装着するような長期の仮着の場合、機械的物性の問題も含めユージノール系セメントの使用は避け、カルボキシレート系、グラスアイオノマー系セメントの使用を推奨する。

2．非ユージノール系セメント

　非ユージノールセメントは、レジンの重合阻害因子のユージノールは含有されていないが、物性やセメントの除去性はユージノールセメントと類似している。よって、機械的清掃では残留物が残りやすい。また、液の成分である高級脂肪酸などの油性成分が象牙細管表面に残留することによる接着力の低下も懸念される[9,10]。短期の使用は問題ないが、長期のP.Rの使用はユージノール系セメントと同様に避け、カルボキシレート系、グラスアイオノマー系セメントの使用を推奨する（図9）[1]。

3．カルボキシレートセメント

　カルボキシレートセメントは、P.Rのような長期の使用にも耐え得る物性を有し、歯髄刺激性もなく余剰セメントの除去性もよいことより、ユージノール、非ユージノール系などのセメントに代用されるようなった。ユージノール、非ユージノールと比較して、歯質への強い付着性を有しており、細菌やその生産する毒素、辺縁からの汚染物質などから象牙質面への浸透防止効果に優れている。その反面、歯質に仮着材が残留しやすいため、よりいっそうの注意が必要である。

　本項では、筆者が使用しているハイボンドテンポラリーソフト、ハード（松風、以下HYBとする）についての注意点を述べる。従来の仮着用、合着用セメントは水分を嫌うため、装着前に支台歯のエアー乾燥が必須である場合がほとんどである。しかし、このHYBに関しては、「仮着の場合は歯面を乾燥させずに濡れた状態で仮着する」とメーカーは謳っている（添付文書参照）。これは、歯質付着性が強いため、その後の仮着材残留による接着への影響を考慮したものである。その後の除去性の困難さを考慮すると、ぜひ厳守されたい注意事項である。

　HYBの除去についてはさまざまな報告があるが、日常臨床で簡便にかつ効果的な方法の確立がなされていないのが現状である。文献からみる除去方法では、ユージノール系セメントのようなクリーニングエージェントは現在実用化されていないため、機械的清掃か化学的清掃に大別される。

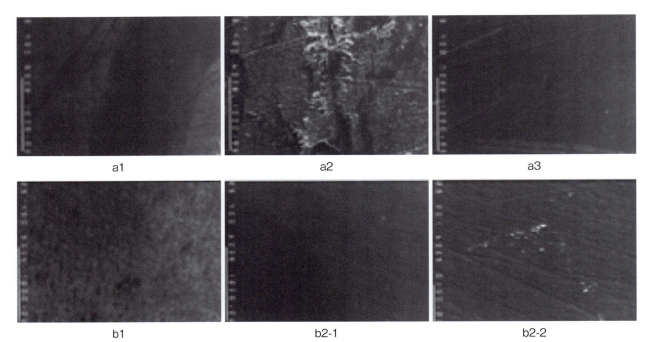

図❾ 仮着用セメントの象牙質面（牛歯）からの除去と清掃性（レプリカ法によるSEM写真、撮影倍率×40）（参考文献[1]より引用）

フリージノールテンポラリーパック（a1〜a3）
a1　仮着前の象牙質面
a2　エキスカベータによる機械的清掃後
a3　クリーニングエージェントによる清拭後

ハイボンドテンポラリーセメント（b1〜b2-2）
b1　仮着前の象牙質面
b2-1　エキスカベータによる機械的清掃後
b2-2　b2-1部の拡大写真（倍率×200）

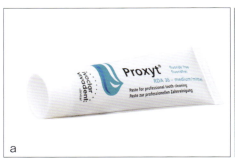
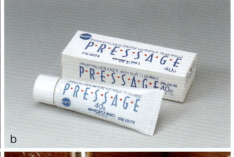
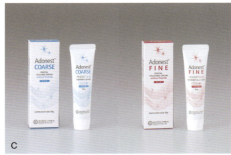
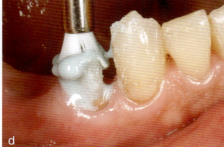

図❿　歯面研磨剤の一例と使用例
a：プロキシットFフリーRDA36（Ivorclar Vivadent）
b：プレサージュ（松風）
c：Adonest Coarse, Fine（ネオ製薬工業）
d：接着を前提とする歯面清掃なのでフッ素が含まれないものが推奨される。ブラシやラバーカップなどで低速で行う

1）機械的清掃

　機械的清掃は、エキスカベーターや探針などでの除去では十分ではなく、エアスケーラーなどの振動系器具の使用後、フッ素成分を含まない歯面清掃・研磨ペーストをラバーカップや回転ブラシに用いた清掃か、アルミナサンドブラストの粒子を触媒としたブラシによる清掃が有効とされている[6,11,12]。しかし、筆者もアルミナサンドブラストを使用しているが、この使用法は添付文書にはないため、PL法（製造物責任法）を考えると何か問題が起きた場合、歯科医師の責任となる。このような問題を回避するためには、プロケア（モ

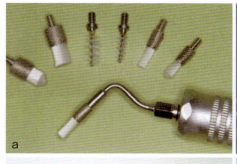
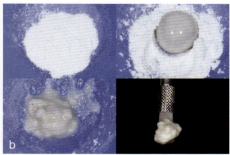
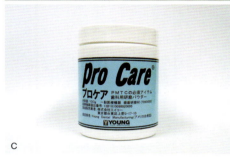
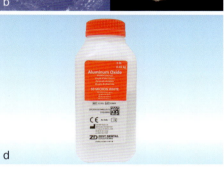

図⓫ エアスケーラーブラシと研磨剤の一例
a：エアスケーラー用ブラシ（Kavo）。ブラシ形状もさまざまあり用途により先端を変えることができる
b：アルミナの粉を水で適量に混ぜ、泥状にすると操作性がよい
c：プロケア（モリムラ）の主成分は長石で、口腔内での使用認可済みの商品である
d：酸化アルミナサンドブラスト（ゼスト）。筆者は25μmを患者の了承を経て口腔内で使用している

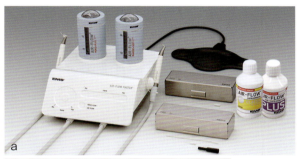
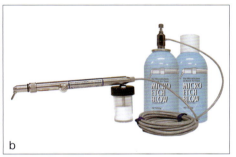
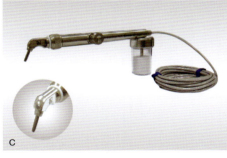

図⓬ エアポリッシャーとサンドブラストの一例
a：エアフローマスター（松風）
b：マイクロエッチャーⅡブローキット（モリムラ）
c：マイクロエッチャーⅡA（モリムラ）。噴霧圧によっては機械的損傷のリスクもあるため注意すべきである

リムラ）を同様に水で溶いてエアスケーラーブラシで使用することを推奨する（図10、11）。

また、機械的清掃の1つとして、エアポリッシャー（歯面清掃器具）やマイクロエッチャーなどによるサンドブラストが挙げられる（図12）。これらの方法については、エアで噴霧する圧や使用する粒子の種類によって効果が異なる。二階堂らは、重曹によるエアポリッシャーの使用は、重曹の結晶の衝突により象牙質接着面の機械的損傷や化学的影響による接着力の低下を報告している[13]。一方で、小松らは試薬品ではあるが、結晶性セルロースを用いて、ユージノール、非ユージノール、カルボン酸系の仮着材の残留を除去できたと報告している[14]。

また、舎奈田らはサンドブラスターを使用した歯面清掃において、粒径50μmを使用した場合、象牙質の接着強さが低下したと報告している[15]。同様に、田村らはエアフローのグリシンパウダーと重炭酸ナトリウムのパウダーで接着力の低下を報告している[16]。象牙質の機械的損傷のリスクを考

えると、サンドブラストやエアポリッシャーの使用は慎重に検討するべきである。

2）化学的清掃

化学的清掃については、試薬や市販されているものも含め、さまざまな報告がある[17]。木村らは試薬ではあるが、アンモニア水溶液で、スミヤー層の影響や象牙細管の開口もなく仮着材が完全に除去できることを報告している[18]。

また、われわれ臨床医ができる代表的な方法としては、藤田らが提唱したリン酸処理後に露出した表層のコラーゲン層に有機質溶解剤（10％NaOCl水溶液）で除去する方法で[19]、その後、10％NaOCl水溶液では必要な量を一定期間作用させることは困難なため、増粘剤を添加して支台歯に使用しやすく改良し製品化された（図13）[20]。

使用上の注意点として、ADゲルの残存が接着阻害になる可能性があるため、十分な水洗が必要である（とくにMMA系レジン装着材料では注意が必要）。また、ゲル状で支台歯には作用させやすいが、仮着材除去後の支台築造の応用では、根管内象牙質には作用させにくく、完全に水洗にてADゲルを除去しにくいことから10％NaOCl水溶液が推奨される[21]。このリン酸エッチングと次亜塩素酸ナトリウムによる洗浄法（ADゲル法）における仮着材除去の効果は、根管内のポスト孔であるが、阿部により有効性は報告されている（図14）。しかし、これはあくまでも仮着材の除去という観点での報告である[17]。

一方で、象牙質の接着耐久性の観点からすると、エナメル質や次亜塩素酸ナトリウムは推奨しないという報告もある[22,23]。また、次亜塩素酸ナトリウムは、使用する接着システムの影響を受け、製品によっては接着強さが高くなり、またある製品ではレジンの重合硬化を阻害して極めて低い接着強さとなることから、その後の接着システムも慎重な選択が必要となる。

この次亜塩素酸ナトリウムに関するそれぞれの

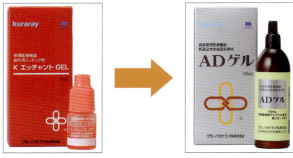

図⓭ ADゲル法に使用するエッチャント、ADゲルとその工程
①通法に従い、歯の清掃を行う
②エッチング処理（KエッチャントGEL）を象牙質面に塗布し、10〜30秒間処理
③処理後、水洗、乾燥
④ADゲルをスポンジなどで象牙質面に塗布し、60秒間処理
⑤処理後、水洗、乾燥
⑥接着操作へ

相反する報告について、あくまでも私見ではあるが、藤田らや若林らの報告は1990〜1992年で、当時の象牙質の接着に関しては日進月歩の状況であり、いまほどレジン系装着材料もボンディングシステムの性能はなかったと思われる。そのような背景での報告であるため、仮着材の完全除去を目指して、象牙質に対して組成変化を及ぼすリスクを冒すよりも、可及的な機械的清掃後に現在主流となっているセルフエッチングプライマーで歯質の脱灰を行い、性能の向上した接着性レジンセメントのシステムを使用するほうが、臨床的に簡便で確実な方法ではないかと筆者は考えている。いずれにせよ、化学的清掃に関しては、臨床的には目に見えない部分なので、慎重な選択が必要であろう。

実際の仮着材の除去法

本項では各仮着材の特性と除去法について解説したが、「接着」の観点からいうと、歯質を切削後、適正な歯面処理を行い、すみやかにポストならびに修復・補綴装置などを装着する直接法と仮着材で暫間修復物を装着する間接法と比較すると、やはり仮着材の残留は否めなく、接着力が低下するといわれている。しかし、日常臨床では症例によっ

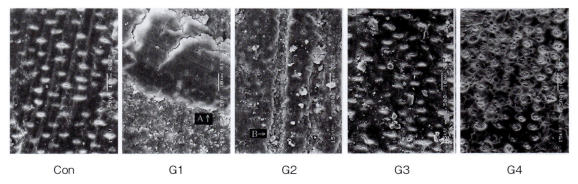

Con　　　G1　　　G2　　　G3　　　G4

SEM images of dentin surfaces before precondetioning (Original magnification×1,500)
象牙質前処理なしの被着象牙質のSEM像 (1,500倍)

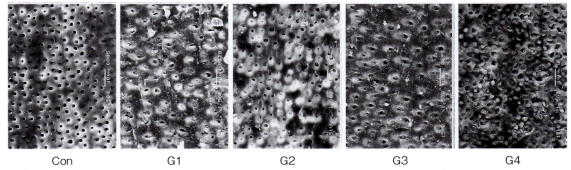

Con　　　G1　　　G2　　　G3　　　G4

図⓮　SEM images of dentin surfaces after treating by the preconditioner for SB (Original magnification× 1,500)、象牙質前処理後 (SB) の被着象牙質のSEM像 (1,500倍)（阿部菜穂：仮着材使用後のポスト孔における各種清掃法による仮着材除去効果の評価. 補綴誌, 47：28-37, 2003 より引用）

てはP.Rや最終補綴装置を仮着して経過をみなければならないケースが散見される。確かに間接法は直接法と比較すると接着力は低下するが、仮着材の影響ですべて接着できないということではない。また、クラウンの場合は、支台歯形成の幾何学的条件（テーパーや高さ）や適合性がよければ、臨床的に仮着材の残留が原因でクラウンが脱離することは考えにくい。よって、完全な仮着材の除去はなかなか臨床的には困難かもしれないが、筆者は簡便でより効果的な方法で仮着材を除去できればと考えている。具体的な方法であるが、まず修復・補綴装置のデザインにより使い分けている。

クラウン、ブリッジにおけるP.Rで経過観察なケースや長期治療が必然となるケースは、P.Rの保持を第一優先にしたいので、仮着材はカルボキシレート系セメントを使用する。クラウンの保持形態を適正にして支台歯形成を行えば、それほどシビアに接着させる必要はないので、エアスケーラーによるセメント除去後[24]、サンドブラスト粒子 (25μm) をエアスケーラーブラシにて丁重に歯面を清掃する（図15）。また、内側性窩洞やアンレーのセラミック修復で接着が必須となる症例では、仮着材の残留によるリスクを可及的に低くしたいので、可能であればセメントを使用しない仮封材を使用する（図16）。

装着前の歯面清掃は、サンドブラスト粒子 (25μm) をエアスケーラーブラシにて丁重に行った後、通法の接着操作を行う。さらに接着阻害因子を除去したい症例においては、ADゲル法で化学的清掃を行う場合もあるが、接着面の耐性の問題もあり、また、使用するレジン系装着材料の組み合わせでも接着力が低下するという報告もあるので、取り扱いに注意を要する（図17）[10]。

おわりに

本項では、仮着材の残留による接着への影響と臨床的な除去法について解説した。日常臨床での仮着材の除去は、肉眼、もしくは拡大鏡、マイク

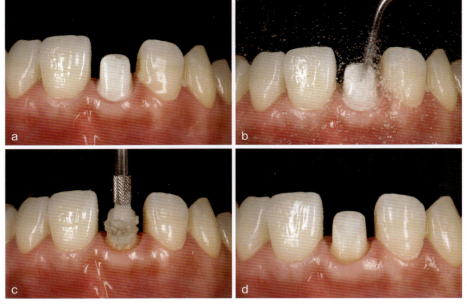

図⑮ 筆者が行っている機械的清掃の一例。エアスケーラーで大まかな仮着材を除去し、アルミナサンドブラストでブラシを用いて支台歯を清掃する

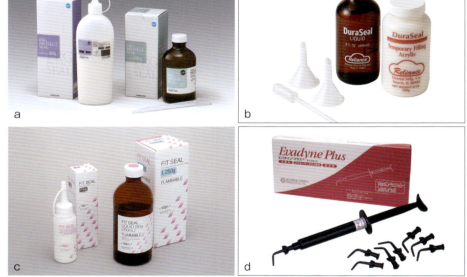

図⑯ 仮封材の一例
a：PRGプロテクトシール（松風）
b：デュラシール（茂久田商会）
c：フィットシール（ジーシー）
d：エバダインプラス（ネオ製薬工業）。粉液タイプと光重合タイプのものがある

ロスコープなどの拡大視野下での確認となる。筆者は、まず肉眼、もしくは拡大視野での仮着材の除去を行う。その後、目視で確認できないような仮着材や汚染物質などを除去する目的で、機械的清掃を行っている。日常臨床ではこの方法（さらに化学的清掃を追加する症例もあるが）で仮着材が除去されているようにみえるが、一方で、研究レベル（SEM像）での確認となると、一般的な方法では実際の仮着材の残留が確認され、仮着材を完全に除去する方法が確立できていないのが現実である。

だからといって、われわれ臨床医が接着面をつねに電顕レベルで確認することは不可能であり、臨床的な結論としては、可及的に簡便な方法で清掃するしかないのが実際である。となると、読者のなかには、結局仮着材が取れないなら清掃そのものが意味がないと思われる先生もいるであろう。しかし、われわれ臨床医が普段知り得ない研究レベルでの結果を知ることが重要である。それを踏まえたうえで臨床的にどのように対処するのか、先生方自身のお考えと本項を擦り合わせて独自のプロトコールを確立していただけると幸いである。

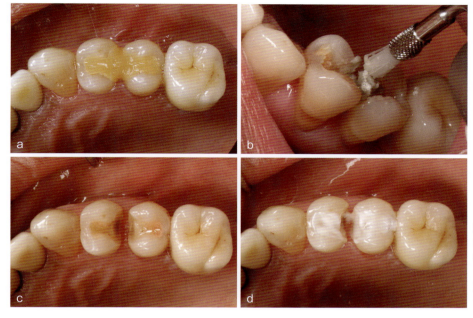

図⓱ 仮封材を使用した場合の内側窩洞の清掃の一例。筆者は、内側性窩洞でより接着をシビアにする症例においては、化学的清掃（ADゲル法）を併用する場合もある

【参考文献】

1) 中嶌 裕：仮着用セメントの性質と取り扱い～接着性レジンセメントの特性を生かすために～. 日本歯科医師会雑誌, 63（8）：799-807；2010, 11.
2) 福田和彦, 竹村金造, 高木英昌：亜鉛華ユージノールセメントのコンポジットレジンに及ぼす影響. 日歯保存誌, 16：319-325, 1973.
3) Miller RC, Mayhew R: The effect of zinc oxide- eugenol on shear bond strength select core/cement combinations. J Prosthet Dent, 55: 206-208, 1986.
4) Hanssen EK, Asmussen E: Influence of temporary filling materials on effect of dent in bonding agent. J Dent Res, 95: 516-520, 1987.
5) 中嶌 裕：合着用材料. 臨床歯科理工学（宮﨑 隆, 他［編］）, 医歯薬出版, 東京, 2006：224-238.
6) 川本善和：症例にあった仮着材の選択と効果的な使用法. 日本歯科評論, 70（7）：49～58, 2010.
7) Schwartz R, Davis R, Mayhew R. The effect of a ZOE temporary cement on the bond strength of a resin luting agent. Am J Dent 3：28-31, 1990.
8) 石川 浩：キャスタブル・セラミックス用光－化学重合型レジンセメントの接着強度に関する研究－仮着した象牙質に対する清掃条件の影響－. 日大歯学, 68：559-568, 1994.
9) 大森 実：接着性レジンセメントの接着強さに関する研究－仮着と前処理による影響－. 補綴誌, 40：672-681, 1996.
10) 金栗勝仁, 川本善和, 長井北郎, 島田和基, 齊藤仁弘, 西山 實, 五十嵐孝義, 桟 淑行, 松村英雄：レジン系装着材料の仮着後の象牙質に対する接着強さ. 補綴誌, 48：39-48, 2004.
11) 吉田 剛：レジンセメントのオールセラミックス・象牙質接着強度に関する研究－支台歯の研削, 仮着操作および酸処理について－. 日大歯学, 74：581-593, 2000.
12) 吉田 剛：接着性レジンセメントの接着強度に関する研究－セラミックコアに仮着材が及ぼす影響－. 補綴誌, 43：251-259, 1999.
13) 二階堂 徹, 山田敏元, 江 芳美, 高津寿夫：新型ボンディングシステムの歯質接着性について－研削面とエアーポリッシャー処理面との比較－. 日歯保存誌, 38：33-40, 1995.
14) 小松えりな, 二階堂 徹, 田上順次, 堀口尚司, 山田敏元：レジンセメントとコア用レジンとの接着－結晶性セルロース粉末を用いた Air Polisher による仮封材除去効果について. 接着歯学, 17（3）：192-197, 1999.
15) 舎奈田（田村）ゆきえ, 高見澤俊樹, 須田駿一, 大内 元, 村山良介, 遠藤 肇, 飯野正義, 青島 裕, 宮崎真至：サンドブラスト処理がユニバーサルシステムの象牙質接着性に及ぼす影響. 第146回日本歯科保存学会秋季学術大会.
16) Yukie TAMURA, Toshiki TAKAMIZAWA, Yutaka SHIMAMURA, Shunsuke AKIBA, Chiaki YABUKI, Arisa IMAI, Akimasa TSUJIMOTO, Hiroyasu KUROKAWA and Masashi MIYAZAKI: Inuence of air-powder polishing on bond strength and suace-free energy of universal adhesive systems. Dental Materials Journal, 36（6）：762–769, 2017.
17) 阿部菜穂：仮着材使用後のポスト孔における各種清掃法による仮着材除去効果の評価. 補綴誌, 47：28-37, 2003.
18) 木村孝広, 嶺崎良人, 南 弘之, 鬼塚 雅, 田中卓男：仮着用カルボキシレートの支台歯付着防止に関する研究. 補綴誌, 42：490-496, 1998.
19) 藤田栄伸, 高田由紀, 山下 敦, 他：象牙質の被着面処理が接着性レジンとの接着強さにおよぼす影響－特に有機質溶解剤の効果について－. 接着歯学, 8：227-235, 1990.
20) 若林 元, 藤田栄伸, 近藤康弘, 鈴木一臣, 山下 敦：象牙質の被着面処理が接着性レジンとの接着強さに及ぼす影響－特に増粘剤を添加した有機質溶解剤の効果について－. 接着歯学, 10：187-195, 1992.
21) 峯 篤史, 藤田栄伸, 渡辺和美, 大西栄史, 金島拓史, 矢谷博文：深層象牙質に対する接着に及ぼす次亜塩素酸処理の効果－次亜塩素酸ナトリウム水溶液への増粘剤添加の効果. 接着歯学, 19（2）：125-132, 2001.
22) Miyazaki M: Application of hypochlorite to etched and dried dentin surface for optimum adhesion. Pract Proced Aesthet Dent, Oct; 17（9）：634, 636, 2005.
23) Sato H, Miyazaki M, Moore BK: Influence of NaOCl treatment of etched and dried dentin surface on bond strength and resin infiltration. Oper Dent, 30(3): 353-358, 2005.
24) 高見澤俊樹, 渡邊孝行, 森 健太郎, 辻本暁正, 色川敦士, 前田 徹, 長谷川 賢, 宮崎真至：仮着用セメントの除去法が合着用セメントの歯質接着に及ぼす影響. 日歯保存誌, 51（2）：210-217, 2008.

第3章　補綴関連の接着

7 ジルコニア

猪越正直 *Masanao INOKOSHI*
東京医科歯科大学大学院　医歯学総合研究科　高齢者歯科学分野

基礎編

1. ジルコニアとは

ジルコニアは、CAD/CAM技術の進歩に伴って近年急速に臨床で用いられるようになった、比較的新しい修復材料である。ジルコニアは歯科用セラミックスのなかでも曲げ強さなどの機械的な強度があり、生体親和性が高く、金属に比べて審美的な色調をもつため、世界的にその使用数が増えている。ジルコニアは、材料学的にはセラミックスに分類されるが、従来から歯科で用いられていたシリカ系セラミックス材料とは性質が大きく異なる。

ジルコニアは、化学的には酸化ジルコニウム（ZrO_2）であり、たくさんの結晶が集まって構成された、多結晶体のセラミックスである。ジルコニアには、その結晶構造から、単斜晶、正方晶、立方晶という3つの形がある。なかでも、正方晶は機械的強度が高く、立方晶は透光性が高いことから、この両者が歯科用ジルコニアに含まれている。通常、ジルコニアは常温で単斜晶として存在するが、イットリアやセリアなどの安定化材を加えることにより、常温でも正方晶や立方晶として存在することができる。

2. 歯科用ジルコニアの種類

歯科で用いられているジルコニアは、①従来型ジルコニア、②高透光型ジルコニア、③超高透光型ジルコニア、の3つに分類できる（表1）。

表❶　ジルコニアの分類とその特性

分類	透光性	強度	用途
従来型ジルコニア	×	○	フレーム
高透光型ジルコニア	△	○	フレーム フルジルコニア（臼）
超高透光型ジルコニア	○	△	フルジルコニア （前・臼3ユニットまで）

従来型ジルコニアは、1998年に登場し、おもにオールセラミックス修復物のフレームとして使用されている。曲げ強さが1,000MPa以上あるが、透光性が低いという特徴がある。そのため、シリカ系セラミックスを用いて前装する必要がある。

高透光型ジルコニアは2011年以降に登場し、添加物であるアルミナの量を減らし、透光性を改善している。曲げ強さは1,000MPa以上あり、従来型ジルコニアと同等である。従来型ジルコニアに比べて審美性は改善しており、臼歯部のフルカントゥアのジルコニア修復物として使用可能であるが、前歯部フルカントゥアのジルコニア修復物として使用するには審美的に難がある。

超高透光型ジルコニアは、高透光型ジルコニアよりもさらに高い透光性を備えたもので、2014年以降に臨床応用されるようになってきた。透光性を改善するため、60〜70重量％の立方晶ジルコニアを含有し[1]、二ケイ酸リチウムガラス（e.maxなど）に近い透光性を備えている。しかしながら、曲げ強さは約600MPa程度であり、3ユニットのブリッジまでしか使用できないという制約がある。

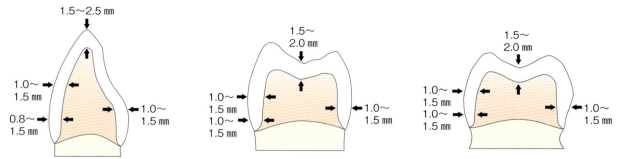

図❶　従来型ジルコニア修復物のための支台歯形成

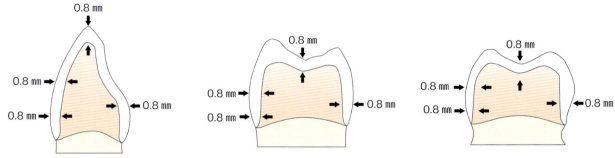

図❷　超高透光型ジルコニアを用いたフルカントゥアジルコニアクラウンのための支台歯形成

　このように、ジルコニアにもさまざまな種類が存在するため、それぞれの特性を理解したうえで使用することが重要となる。

 臨床編

1．ジルコニア修復物のための支台歯形成

　ジルコニア修復物の支台歯形成として重要な点は、支台歯にアンダーカットや鋭縁がないこと、咬頭に丸みをもたせること、表面が滑沢であること、マージンラインが鮮明でスムーズであることである[2]。軸面のテーパーは従来の支台歯形成に準じ、10～20°程度とする[3]。フィニッシュラインはラウンデッドショルダーが望ましい。

1）従来型ジルコニア修復物の支台歯形成

　従来型ジルコニア修復物の場合、基本的な支台歯形成は従来のガラスセラミックス材料によるオールセラミックス修復物の支台歯形成に準ずる。ラウンデッドショルダーを基本とし、マージン部と軸面部で0.8～1.5mm、切縁部または咬合面部で1.5～2.5mmの形成量を必要とする（図1）。これは、フレームに加えて、前装用陶材の厚さを確保する必要があるためである。ただし、下顎前歯部の生活歯については注意が必要である。文献的には、下顎前歯部のエナメル質の厚さは約0.3～0.8mm、象牙質の厚さは1～2mmとされており[4]、理想的な形成量では困難な場合も予想される。

2）フルカントゥアジルコニアクラウンの支台歯形成

　超高透光型ジルコニアを用いたフルカントゥアジルコニアクラウンのための支台歯形成を図2に示す。超高透光型ジルコニアを用いる場合、前歯部で約0.8mm、臼歯部で約0.8mmの形成量で修復物が製作可能であるとされている（クラレノリタケデンタル、KATANA Zirconia テクニカルガイドより）[5]。フルカントゥアジルコニアクラウンの支台歯形成量が従来型ジルコニア修復物のための支台歯形成量よりも少ないのは、前装用陶材の厚さが必要ないためである。

2．ジルコニアの接着

　ジルコニアは従来のシリカ系セラミックスと異なり、フッ化水素酸によるエッチングが有効でなく、またシランカップリング処理も効果がない。ジルコニアへの接着を改善するため、これまでジルコニア表面に対するさまざまな前処理法が提案されてきた。そのなかで筆者が有効と考えているのは、①サンドブラスト処理を行った後に、②

MDPプライマー処理を行う方法である。

1）サンドブラスト処理

サンドブラスト処理のなかで一般的なものは、アルミナサンドブラストと、トライボケミカルシリカコーティングである。

アルミナサンドブラストは、ジルコニア表面にアルミナ粒子を吹き付けることで、表面を粗造化し、表面積を増やすことによって接着効果を高めると考えられている。文献的には、口腔内での唾液や血液、さらには適合試験材などによる汚染を最も効果的に除去できる方法とされている。

しかしながら、アルミナサンドブラストによるジルコニアへの影響については考慮する必要がある。アルミナサンドブラストはジルコニアの相変態（強度の高い正方晶から、強度の低い単斜晶への変化）を引き起こし、ジルコニア内に微小亀裂を生じさせるという懸念がある。そのため、サンドブラストの条件として50μm以上の大きな粒径、高い噴射圧を使用してはならない。さらに、最新の研究では、噴射圧が0.1MPa、0.4MPaではジルコニアに対する長期の接着効果が落ちる可能性が示唆されており、噴射圧は0.2MPaとするのが望ましいと考えられる。なお、歯科用ユニットの空気圧は約0.45MPaほどであるため、可能であれば空気圧の調整が可能な装置を使用するか（図3）、修復物からサンドブラスターを少し離して対応してもよいと思われる。

トライボケミカルシリカコーティングは、シリカでコーティングされたアルミナ粒子をサンドブラストする前処理法である。これにより、ジルコニア表面に粗造な面を作り出すと同時に、ジルコニア表面に残されたシリカによって化学的な反応性が高まることが期待される（図4）。

現在、数種類の製品が上市されており、チェアーサイドにて使用するもの（CoJet：3M ESPE；SilJet, Danville）と、ラボサイドにて使用するもの（Rocatec：3M ESPE）がある。アルミナサン

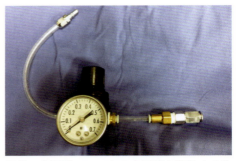

図❸ 歯科用ユニットの空気圧を調整する装置（長田電機工業）も存在する。ユニットとサンドブラスターの間に接続し、空気圧を調整できる

ドブラストと同様に、噴射圧0.2MPaにて使用することが推奨される。アルミナサンドブラストと異なる点は、トライボケミカルシリカコーティング後に超音波洗浄を行ってはならないということである。これは、トライボケミカルシリカコーティング後に超音波洗浄を行うと、ジルコニア・レジンセメント間の接着が有意に低下するという報告があるためである[6]。

2）MDPプライマー処理

機能性モノマーであるmethacryloyloxi-decyl-dihydrogen-phosphate（MDP）を含んだMDPプライマー処理が、ジルコニアに対して文献的に最も有効と考えられる。ジルコニアに対しては、シリカ系セラミックスに効果的なシラン処理は有効でない。Nagaokaらの報告によると、MDPのリン酸基とジルコニア表面のヒドロキシ基が相互作用（水素結合）しているとされている[7]。とくにMDPプライマー処理は、前述のアルミナサンドブラストやトライボケミカルシリカコーティングとの併用が効果的である。MDPプライマーの代表的な製品としては、クリアフィル・セラミックプライマープラス（クラレノリタケデンタル）がある。

以上より、ジルコニアに対して長期に安定した接着を得るためには、サンドブラスト処理とMDPプライマー処理の両方を行うことが必須である[8]。すなわち、アルミナサンドブラスト処理をした後にMDPプライマーの塗布、またはトライボケミカルシリカコーティング処理の後にMDPプライ

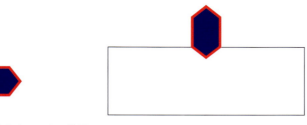

| シリカコーティングされたアルミナ粒子 | ジルコニア表面にシリカコーティングされたアルミナ粒子をサンドブラスト | ジルコニア表面にシリカが残留 |

図❹ トライボケミカルシリカコーティングのイメージ図

マーの塗布が推奨される。さらに、信頼性の高い接着効果を得るためには、修復物の装着直前にこれらの前処理を行うことが非常に重要である。

3）サンドブラストがない場合の対応

前述のとおり、前処理は接着操作の直前に行うことが望ましい。しかしながら、サンドブラスターを所有していない歯科診療所もあるだろう。その場合、サンドブラスト処理にかぎっては、歯科技工所にて前もって行ってもよい。この場合、口腔内で試適したジルコニア修復物内面を適切に洗浄する必要がある。

イボクリーン（IvoclarVivadent）は、サンドブラスト処理後に唾液や適合試験材にて汚染されたジルコニア修復物内面を洗浄し、サンドブラスト直後に近い状態にすることができるという文献がいくつかあり、接着操作の直前にサンドブラスト処理をするのが難しい場合に有効と考えられる。しかし、イボクリーンも唾液中のタンパク質を完全に除去できるわけではないため、イボクリーンによる洗浄は、あくまで緊急避難的な処置と考えるべきである。やはり基本は、接着操作の直前に、アルミナサンドブラスト処理をした後にMDPプライマーの塗布、またはトライボケミカルシリカコーティング処理の後にMDPプライマーの塗布を行うことが第一選択となることを忘れないでいただきたい。

4）セメントの選択

ジルコニアに対して長期に安定した接着を得るためには、前述の前処理に加えて、接着性レジン

表❷ 接着性レジンセメントの分類と製品名

分類	製品名
プライマー・ボンド併用型レジンセメント	パナビア V5（クラレノリタケデンタル）
	G-CEM リンクフォース（ジーシー）
	RelyX Ultimate（3M ESPE）
セルフアドヒーシブ型レジンセメント	クリアフィル SA セメント（クラレノリタケデンタル）
	G-CEM ONE（ジーシー）
	RelyX Unicem II（3M ESPE）

セメントの使用が重要であると考えている。接着性レジンセメントは、さまざまな種類の製品が販売されているが、①プライマー・ボンド併用型レジンセメントと、②セルフアドヒーシブ型レジンセメント、に大別できる（表2）。

プライマー・ボンド併用型レジンセメントは、文字どおり接着操作の前に歯質または修復物にプライマーやボンドを使用する必要のあるセメントである。セルフアドヒーシブ型セメントと異なり、成分に機能性モノマーを含有していない。機能性モノマーは接着に有利な反面、セメントの変色や重合阻害などを起こすことがあるため、成分に機能性モノマーを含有しないプライマー・ボンド併用型レジンセメントの重合性能は、セルフアドヒーシブ型セメントよりも高いと考えられる。また、着色や変色にも強いと考えられる。筆者はセルフアドヒーシブ型レジンセメントよりも、プライマー・ボンド併用型レジンセメントのほうが信頼性は高いと考えている。

セルフアドヒーシブ型レジンセメントは、成分にMDPのような機能性モノマーを含有しており、プライマーによる前処理が不要とされているもの

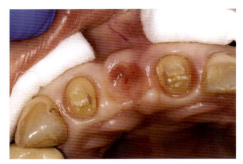

図❺ 支台歯形成後

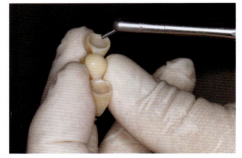

図❻ CoJet（3M ESPE）を用いたトライボケミカルシリカコーティングによる前処理

もある。しかしながら、長期に安定した接着を得るためには、セルフアドヒーシブ型セメントを使用する場合にもジルコニア表面に対するMDPプライマーによる前処理を行うべきである。

5）レジンセメントの光重合

ジルコニアを用いたオールセラミック修復物に接着性レジンセメントを使用する場合、レジンセメントを光重合させることは可能なのだろうか？

筆者らの行った実験によれば、1,000mW/cm²以上の出力をもつ光照射器を使用した場合、イットリア系ジルコニア修復物の下の接着性レジンセメントは光重合可能であることが示唆された[9]。したがって、イットリア系ジルコニア修復物を使用した場合には、修復物の装着後、接着性レジンセメントをしっかりと光重合することが重要となる。これに対し、セリア系ジルコニア・アルミナ複合体（NANOZR）修復物では、光照射器からの光がほとんど届かない。そのため、透光性については金属修復物と同等と考えられ、光重合はまったく期待できない。したがって、セリア系ジルコニア・アルミナ複合体修復物に対しては、化学重合が可能な接着性レジンセメントを使用するべきであると考えられる。

6）接着操作のまとめ

ジルコニア修復物の長期に安定した接着を得るための方法は、以下のとおりである。

①修復物の装着直前に、ジルコニア修復物内面に対してアルミナサンドブラスト処理をした後にMDPプライマーの塗布、またはトライボケミカルシリカコーティング処理の後にMDPプライマーの塗布をする。

②接着性レジンセメントを使用する。プライマー・ボンド併用型レジンセメント、セルフアドヒーシブ型レジンセメント、いずれを使用する場合においても、①で述べた前処理を必ず行う。

③イットリア系ジルコニア修復物を接着させる場合、1,000mW/cm²以上の出力をもつ光照射器を用いて接着性レジンセメントを光重合させる。セリア系ジルコニア・アルミナ複合体修復物を接着させる場合、化学重合が可能な接着性レジンセメントを使用する。

なお、ジルコニアに対する接着法については、日本歯科理工学会の35巻、第4・5号に拙著の総説論文が掲載されているので、ご興味のある読者は参照されたい。

3．実際のジルコニア修復物の接着までの流れ

支台歯形成後の口腔内写真を図5に示す。素焼き試適の際に、コンタクトポイントの調整、咬合調整は完了しておき、ラボサイドで最終鏡面研磨まで行っておく。

装着前の準備について説明する。念のため、装着前に試適を行い、コンタクトポイントや咬合の確認を行う。

接着操作の直前に、ジルコニア修復物内面に対し、CoJet（3M ESPE）サンドを用いたトライボケミカルシリカコーティング処理を行った（図6）。次いで、MDPプライマー（クリアフィルセラミックプライマープラス：クラレノリタケデンタル）による前処理を行った（図7）。支台歯に対しては、ブラシコーンによる清掃後、歯面処理用プライ

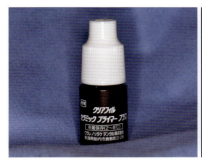
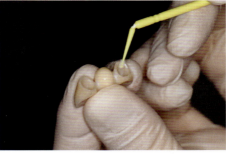

図❼　MDPプライマー（クリアフィル・セラミックプライマープラス：クラレノリタケデンタル）による前処理

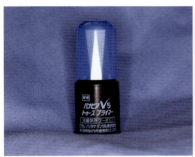
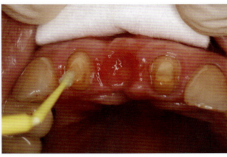

図❽　歯面処理剤（パナビア® V5 tooth primer：クラレノリタケデンタル）による歯面処理。メーカー指示どおりに処理を行う

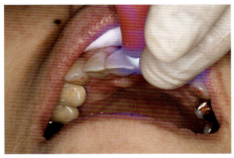
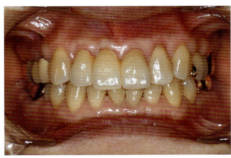

図❾　本症例は接着性レジンセメントとしてパナビア® V5（クラレノリタケ）を用いた。余剰セメントを除去した後、接着性セメントを光照射器にて本重合させる

図❿　術後の口腔内写真

マー（パナビア® V5 Tooth Primer：クラレノリタケデンタル）による前処理を行った（図8）。前処理を施したクラウン内面に接着性レジンセメント（パナビア® V5：クラレノリタケデンタル）を入れ、支台歯に装着する。数秒間光照射を行って仮重合をし、余剰セメントを除去する。その後、光照射器を用いて光照射し、接着性レジンセメントを本重合させる（図9、10）。

【参考文献】

1）Inokoshi M, Shimizu H, Nozaki K, Takagaki T, Yoshihara K, Nagaoka N, et al.: Crystallographic and morphological analysis of sandblasted highly translucent dental zirconia. Dent Mater, 34: 508-518, 2018.
2）歯科用CAD/CAMハンドブックⅢ～歯科用ジルコニア編．山本貴金属地金株式会社，2016．
3）Goodacre CJ, Campagni WV, Aquilino SA: Tooth preparations for complete crowns: an art form based on scientific principles. J Prosthet Dent. 85: 363-376, 2001.
4）Shillingburg HT Jr, Grace CS: Thickness of enamel and dentin. J South Calif Dent Assoc. 41: 33-36, 1973.
5）Kuraray Noritake, KATANA Zirconia テクニカルガイド．（2018/4/1にアクセス）．http://www.kuraraynoritake.jp/product/cad_ref/pdf/utst_tc.pdf
6）Nishigawa G, Maruo Y, Irie M, Oka M, Yoshihara K, Minagi S, et al. Ultrasonic cleaning of silica-coated zirconia influences bond strength between zirconia and resin luting material. Dent Mater J. 27: 842-848, 2008.
7）Nagaoka N, Yoshihara K, Feitosa VP, Tamada Y, Irie M, Yoshida Y, et al.: Chemical interaction mechanism of 10-MDP with zirconia. Scientific reports. 7: 45563, 2017.
8）Inokoshi M, De Munck J, Minakuchi S, Van Meerbeek B. Meta-analysis of bonding effectiveness to zirconia ceramics. J Dent Res. 93: 329-334, 2014.
9）Inokoshi M, Pongprueksa P, De Munck J, Zhang F, Vanmeensel K, Minakuchi S, et al. Influence of Light Irradiation Through Zirconia on the Degree of Conversion of Composite Cements. J Adhes Dent. 18: 161-171, 2016.

8 インプラント上部構造の製作における接着

伏木亮祐 *Ryosuke FUSHIKI*
日本大学歯学部　歯科補綴学第Ⅲ講座

三輪武人 *Taketo MIWA*
協和デンタル・ラボラトリー

　従来、インプラント上部構造は、鋳造法でメタルフレームを製作後、前装を行い完成させていた。しかし、鋳造法で製作されたメタルフレームは、メタルの使用量が多いことから鋳造欠陥を招きやすく、鑞着部が脆弱であり、貴金属を使用するためコストが高くなるほか、前装陶材の微小破折（チッピング）も問題となっている。

　近年、歯科用CAD/CAM技術の発展により、複雑な形態のフレームの製作が容易になった。CAD/CAMを用いて製作するメタルフレームは、一体成型であるため強度が優れており、チタンやコバルトクロム合金が使用できるため、コストが低くなった。また、セラミックスである二ケイ酸リチウム含有セラミックスおよび酸化ジルコニウム（ジルコニア）も、インプラント上部構造の製作に使用されるようになった。これより、インプラント上部構造の製作工程あるいは使用材料が変化し、技工操作において接着を必要とする機会が増加している。

　ラボサイドで行う接着は、湿潤条件下である口腔内環境と比較し、接着強度の低下に影響を与える因子が少ないと考えられる。しかし、CAD/CAMを用いて製作したフレームは、鋳造法で製作したフレームのようにリテンションビーズによる機械的維持の獲得が行えないため、接着方法の選択がインプラント上部構造の臨床成績に多大な影響を与えるものと考えられる。接着におけるキーポイントは、被着体に対する機械的維持獲得のための表面処理方法と、化学的維持獲得のための適切な機能性モノマーを含有するプライマーの選択である。インプラント上部構造製作において、被着体は非貴金属、貴金属、シリカ系セラミックスおよびノンシリカ系セラミックスの4つに大きく分類される。

　本項では、インプラント上部構造の製作における使用頻度の高い被着体に焦点を当て、レジン系装着材料および、間接修復用コンポジットレジンを用いたインプラント上部構造の製作における接着方法を紹介する。

各種材料の表面処理方法と機能性モノマーの選択

1. チタンおよびコバルトクロム合金の表面処理

　チタンやコバルトクロム合金は、アバットメントおよび上部構造のフレームに用いられる。したがって、クラウン・ブリッジ型のスクリュー固定式上部構造の製作時、あるいは多数歯欠損におけるボーンアンカードブリッジの歯冠部や、歯肉部の前装時および、インディビジュアルクラウンの装着時に接着が必要になる。

　チタンおよびコバルトクロム合金は非貴金属に分類される。非貴金属に対する表面処理方法は、平均粒径50〜110μmのアルミナ粒子を、0.5〜0.6MPa程度の強圧な噴射圧によりアルミナブラスト処理を行う。アルミナブラスト処理は、微小機械的嵌合の獲得と接着面の機械的清掃を目的としている。その後、非貴金属用プライマーを用いて

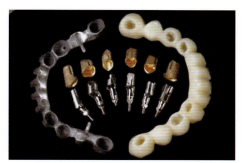

図❶ AGCキャップを使用したインプラント上部構造。内冠、AGCキャップおよび上部構造体の三層構造で構成される

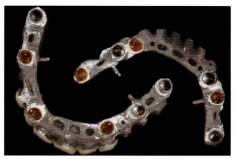

図❷ 口腔内でAGCキャップと上部構造のフレームを接着した後の状態

処理を行う。

非貴金属用プライマーに含まれる機能性モノマーは、酸性機能性モノマーであるカルボン酸誘導体モノマー（4-META、MAC-10）、疎水性リン酸エステルモノマー（MDP）、あるいはホスホン酸誘導体モノマー（6-MHPA）である。なかでも、純チタンの接着にはMDPが有効とされている[1]。

2．Type4金合金やAGCキャップの表面処理

CAD/CAMを用いて製作したクラウンやフレームは、アバットメントとの適合が劣るため、AGC（auro galvano crown）キャップを利用して良好な適合を獲得する方法がある。

AGCキャップは、前歯部領域のクラウン・ブリッジ型のインプラント上部構造において、アクセスホールが切縁部や唇側部に開口する場合、およびボーンアンカードブリッジに用いられる。このようなインプラント上部構造は内冠、AGCキャップおよびフレームの三層構造からなる（**図1、2**）。製作方法は、CAD/CAMを用いてフレームを製作後、スクリュー固定の内冠とAGCキャップをインプラント体に装着し、口腔内でフレームと接着する。

また、Type4金合金は、鋳造法で製作されるメタルフレームに用いられ、間接修復用コンポジットレジンを用いて前装を行う際に接着を行う。AGCキャップは99％金で構成されており、Type4金合金同様に貴金属に分類される。貴金属に対する表面処理方法は、平均粒径50～110μmのアルミナ粒子を0.5～0.6MPa程度の強圧な噴射圧によりアルミナブラスト処理を行う。その後、貴金属用プライマーを用いて処理を行う。貴金属用プライマーに含まれる機能性モノマーは有機硫黄化合物であり、トリアジンチオール系（VTD）、チオウラシル系（MTU-6）、スルフィド系（MDDT）である[1]。

3．二ケイ酸リチウム含有セラミックスの表面処理

二ケイ酸リチウム含有セラミックスは、インディビジュアルクラウンとしてボーンアンカードブリッジの歯冠部製作に用いられている。CAD/CAMを用いてクラウン形態を製作し、ボーンアンカードブリッジのフレームにレジン系装着材料を用いて装着する。

二ケイ酸リチウム含有セラミックスは、シリカ系セラミックスに分類される。シリカ系セラミックスに対する表面処理方法は、フッ化水素酸によるエッチング処理を60～120秒間行った後、揮発性の高いアセトンやメタノールを使用し超音波洗浄を行う。その後、酸性機能性モノマーとシランカップリング剤を併用し、シラン処理を行う[1〜3]（**図3〜5**）。

4．ジルコニアの表面処理

ジルコニアはアバットメント、フレームおよびボーンアンカードブリッジのインディビジュアルクラウンとして用いられている。

ジルコニアはノンシリカ系セラミックスに分類されており、酸化ジルコニウム（ZrO_2）を主成分

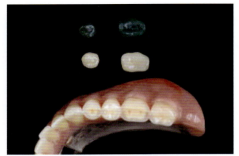

図❸ 6 4|の人工歯の咬合面部を削合し、ニケイ酸リチウムクラウンに置き換えた

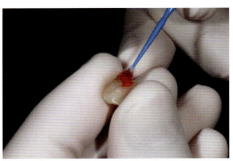

図❹ ニケイ酸リチウム含有セラミックスを用いて、クラウン内面にフッ化水素酸処理を行った

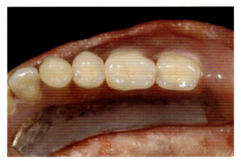

図❺ 人工歯の摩耗を考慮したリノベーションデンチャーの完成

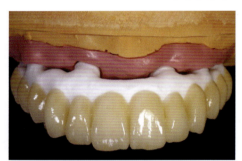

図❻ ジルコニアフレームを用いたボーンアンカードブリッジ。歯冠部にはニケイ酸リチウム含有セラミックスを使用

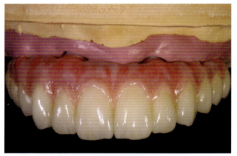

図❼ 歯肉部に間接修復用コンポジットレジンを使用し、ボーンアンカードブリッジが完成

とする非貴金属酸化物である。しかし、あくまでもセラミックスであるため脆性材料である。したがって、ジルコニアに対する表面処理方法は、平均粒径50〜110μmのアルミナ粒子を、0.2MPaの弱圧な噴射圧によるアルミナブラスト処理を行う。その後、酸性機能性モノマーであるMDPを含有するプライマーで処理を行う[1〜3]。

また、ジルコニアフレームに間接修復用コンポジットレジンを前装する際に、ジルコニアの接着面にオペーク陶材を一層コーティングし、シリカ系セラミックス同様にフッ化水素酸処理とシラン処理を行うことで、より確実な接着強さが得られると報告されている[4]（図6、7）。

使用するレジン系装着材料

レジン系装着材料はMMA系およびコンポジット系に分類され、さらに、重合様式により光重合型、デュアルキュア型（光＋化学重合型）、化学重合型に分類される。インプラント上部構造は金属やジルコニアなどの透過性の低い材料を扱うこ

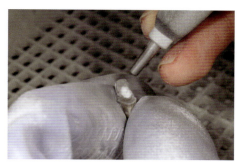

図❽　チタン製のアバットメントに0.5〜0.6MPaの噴射圧でアルミナブラスト処理を行った

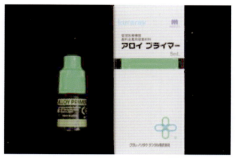

図❾　トリアジンチオール系の有機硫黄化合物であるVTDと、MDPが含有されているアロイプライマー（クラレノリタケデンタル）を使用

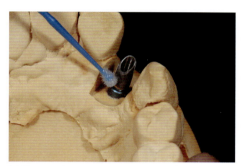

図❿　アバットメントにアロイプライマーを塗布

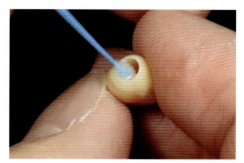

図⓫　アルミナブラスト処理後のフルジルコニアクラウン内面にアロイプライマーを塗布

とが多い。そのため、照射器の光が十分に到達しないことを考慮し、デュアルキュア型および化学重合型のレジン系装着材料の使用が適している。また、オペーク色のレジン系装着材料を使用し、金属色を遮断することが望まれる。MMA系のレジン系装着材料は一般的に化学重合型であり、高い接着強さを示すが、耐摩耗性が低い。

一方、コンポジット系はフィラーを含んでいるため耐摩耗性が高く、CAD/CAMを用いて製作するインプラント上部構造のようにセメントラインが広くなる症例に適している。さらに、近年販売されている、機能性モノマーを添加したセルフアドヒーシブ型のコンポジット系のレジン系装着材料は、操作性に優れているが、機能性モノマーの添加で強度に若干の低下を認めることから、使用には注意が必要である[1]。

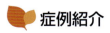 症例紹介

症例をとおして、接着手順を紹介する。

1. ジルコニアを用いたスクリュー固定式のインプラント上部構造の製作

カスタムアバットメント製作のためCADでアバットメントのデザインを行い、ミリングマシンによりチタンを削り出し、アバットメントを製作した。なお、アバットメントの素材にはジルコニアも考えられるが、強度においてチタンに比較して劣る。アバットメント製作後、CAD/CAMを用いてフルジルコニアによる外冠を製作した。その後、チタンアバットメントに対して、0.5〜0.6MPaの噴射圧でアルミナブラスト処理を行い（図8）、MDP含有のプライマーを用いて処理を行った（図9、10）。

一方、フルジルコニアによる外冠内面に対して、0.2MPaの噴射圧でアルミナブラスト処理を行いMDPを含有するプライマーを用いて処理を行った（図11）。

表面処理後、オペーク色のデュアルキュア型のレジン系装着材料を使用して接着し、スクリュー

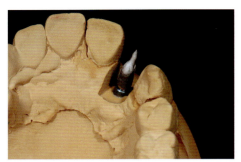

図⓬　アクセスホールにワッテを挿入し、アクセスホールにレジン系装着材料が流れ込むのを防止する

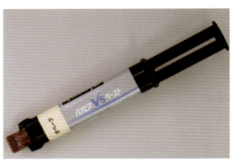

図⓭　本症例ではデュアルキュア型のレジン系装着材料として、パナビアV5（クラレノリタケデンタル）オペーク色を使用した

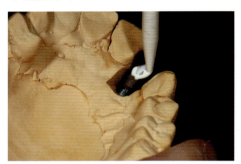

図⓮　パナビアV5をアバットメントに塗布

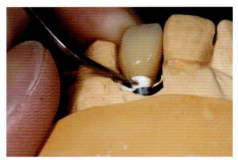

図⓯　数秒の光照射にて半硬化後、余剰セメントを除去し、完全硬化させる

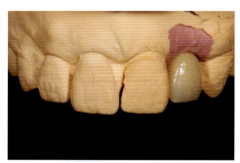

図⓰　フルジルコニアクラウンを用いたスクリュー固定式のインプラント上部構造の完成

固定式のインプラント上部構造を完成させた（図12～16）。

2. 間接修復用コンポジットレジンを前装に用いたボーンアンカードブリッジ

スキャニング用のフレームを即時重合レジンで製作後、CAD/CAMを用いてコバルトクロム合金を削り出し、メタルフレームを製作した。その後、0.5～0.6MPaの噴射圧でアルミナブラスト処理を行った。アルミナブラスト処理後、歯冠部にはフルジルコニアを用いたインディビジュアルクラウンを装着する予定であるため、オペーク陶材を一層焼き付け、金属色の遮蔽を行った。

焼き付け後、フッ化水素酸処理を行い、水洗およびメタノールを用いて超音波洗浄をした。その後、シラン処理を行った（図17、18）。

一方、フルジルコニアクラウン内面に対して、0.2MPaの噴射圧でアルミナブラスト処理後、酸性機能性モノマーであるMDP含有のプライマーを用いて、プライマー処理を行った。表面処理後、オペーク色のデュアルキュア型のレジン系装着材料を用いて装着を行った（図19～21）。

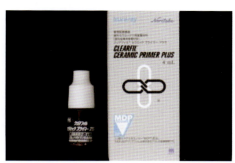

図⓱ 疎水性リン酸エステル系モノマーMDPとシラン処理剤を含有したセラミックプライマープラス（クラレノリタケデンタル）を使用した

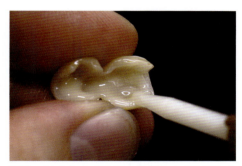

図⓳ アルミナブラスト処理およびMDPを含有したプライマーで処理を行った後、デュアルキュア型のレジン系装着材料であるパナビアV5をクラウン内面に塗布

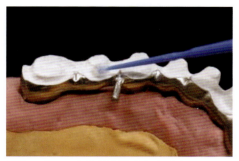

図⓲ オペーク陶材を築盛したチタンフレームに、MDPとシラン処理剤を含有したセラミックプライマープラスで処理を行う

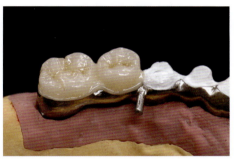

図⓴ フルジルコニアクラウンをメタルフレームに装着

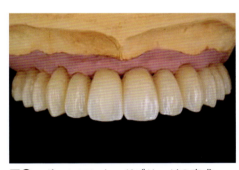

図㉑ ボーンアンカードブリッジの完成

まとめ

インプラント上部構造製作において、接着を応用することにより、加熱によるフレームの劣化や歪みが解消され、結果として強度あるいは適合に優れたインプラント上部構造の製作が可能になった。また近年、各社からさまざまな被着体に対応している汎用性のプライマーが発売されているが、添付文章を必ず確認し、含有している機能性モノマーを把握しておかなければならない。

本項で紹介した材料以外にも、レジンブロックおよびピーク材など、インプラント上部構造製作に使用される材料は次々に開発されている。したがって、新しい材料が開発されるごとに接着方法は異なるため、つねに最新の情報を得る必要がある。

【参考文献】
1）小峰 太, 他：歯冠修復物と固定性補綴装置の接着と合着. 日補綴会誌, 4：343-352, 2012.
2）松村英雄：セラミックス接着の科学. 日本補綴歯科学会雑誌, 46：151-164, 2002.
3）Blatz MB, Sadan A, Kern M: Resin-ceramic bonding: a review of the literature. J Prosthet Dent, 89：268-274, 2003.
4）Fushiki R, Komine F, Blatz MB, Koizuka M, Taguchi K, Matsumura H: Shear bond strength between an indirect composite layering material and feldspathic porcelain-coated zirconia ceramics. Clin Oral Investig, 16: 1401-1411, 2012.

column 1　今後増えゆくCAD/CAM冠への対応

野本俊太郎　Syuntaro NOMOTO　東京歯科大学　クラウンブリッジ補綴学講座

CAD/CAM冠とは、「歯科用CAD/CAM装置を用い作業用模型で間接法により製作された歯冠補綴物」と定義されており、平成26年4月より小臼歯に保険適用が開始された。これに続き、平成28年4月には医科からの歯科用金属による金属アレルギーに関する診療情報提供を伴った場合は、大臼歯部への適用が認められた。そして平成29年12月より条件付き*で下顎第1大臼歯への応用が開始された。このように、CAD/CAM冠適用部位は拡大され、審美的要求が強い場合や金属アレルギー患者への治療計画提示の幅が広くなってきている。

社会医療診療行為別統計第3表によると、平成26年よりCAD/CAM冠が保険収載されてから、その年間算定件数は急増している（図1）。平成28年には小臼歯部への全部被覆冠年間総件数のうち、全部金属冠は62％、CAD/CAM冠は20％、ジャケットクラウンは17％となっており、CAD/CAM冠算定件数は前年の1.33倍に増加している。

審美補綴領域における全部被覆冠の選択肢としては、CAD/CAM冠のほかにオールセラミッククラウン（前装タイプ、フルジルコニアクラウン、ジャケットタイプ）、前装冠（レジン前装冠、陶材焼付冠）などがあり、それぞれに特徴がある。

たとえば、前装タイプのオールセラミッククラウンは、透過性やマメロンのような構造付与、緻密な色調再現性などの審美的要件に優れ、フルジルコニアクラウンは圧縮強さなどの物理学的性質に基づく力学的要件で優位性が保たれる。これに対し、CAD/CAM冠は正常な臼歯部咬合力に十分耐えられるだけの物理学的性質を備え、保険適用される場合、その高いコストパフォーマンス（経済的要件）が特徴となる。

*適用条件は、すべての第2大臼歯が残存し臼歯部咬合支持があり、過度な咬合圧が加わらないこと

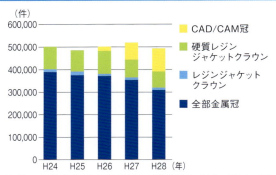

図❶　小臼歯部全部被覆冠の総件数と割合（社会医療診療行為別統計第3表．厚労省）

CAD/CAM冠は、保険収載当初、トラブルの報告がやや目立つ時期があった。それを受け公益社団法人日本補綴歯科学会から「保険診療におけるCAD/CAM冠の診療方針」が刊行され、一定の治療指針が提示された。トラブルに対応した影響度も分析され、事態は改善されてきている。

CAD/CAM冠に対して行われた予後調査[1,2]によると、発生した深刻なトラブルのほとんどは脱離である。この原因として、①支台歯形成の不適正、②合着材料や装着操作のミス、③冠の適合不良などが挙げられている。支台歯形成の留意点や適切な接着材料や処理法については、本編を参考にしていただきたい。冠の適合不良はCAD/CAMの性能が大きく影響し、その精度は日進月歩で改善されている。したがって、CAD/CAM冠の脱離を主訴とした患者が来院した際には、①歯質の状態や支台歯形成の状態確認、②合着材料の種類、そして③いつごろ（何年前）に装着されたものかの確認など、十分な情報収集を行ったうえで、再装着か、CAD/CAM冠再治療ないし他の補綴装置への変更など、判断が求められる。

【参考文献】
1）新谷明一，三浦賞子，小泉寛恭，疋田一洋，峯 篤史：CAD/CAM冠の現状と将来展望．日補綴会誌，9：1-15，2017．
2）末瀬一彦：保険導入された「CAD/CAM冠」の初期経過に関する調査研究．日本デジタル歯科学会誌，5：85-93，2015．

第4章

リペア法
トラブル対応症例

第4章 リペア法 トラブル対応症例

1 義歯

川口智弘 *Tomohiro KAWAGUCHI*
福岡歯科大学　咬合修復学講座　有床義歯学分野

🍃 義歯修理と接着

　有床義歯は長期間口腔内で機能する際に、咀嚼力などの負荷によって最も応力が集中する部位で義歯の破折が起こる。有床義歯は、義歯床、人工歯、金属構成要素（クラスプやバー）による複合材料で構成されているため、その破折部位は、それぞれの材料中、もしくは材料との界面で発生することとなる。接着技法を誤って義歯修理を行ってしまうと、義歯破損の再発だけではなく、接着界面のレジン剝離による義歯の着色やプラーク付着による義歯の汚染などが起こり得る。義歯修理を確実にするには、その材料に応じた接着表面処理を行うことが重要となる。

🍃 義歯床の破折

1．義歯修理の基本手技

1）破折面の仮固定
　正中部で破折した下顎全部床義歯症例を例にとって、義歯修理における接着処理法を示す（**図1**）。破折面が正確に接合できる場合は、左右の破折面を合わせ、瞬間接着材で仮固定する（**図2**）。この際、少しでも破折面がずれてしまうと修理した義歯が不適合を起こすため、術者がしっかりと義歯を保持してアシスタントに接着材を滴下してもらう。仮固定する前に破折面にマジックでマーキングしておくと破折線が明確になり、床を削除する際に破折線を追って削除しやすい。

2）新鮮面の露出
　床用レジンを修理する場合においても、義歯の修理に先立ち、破折部周辺を一層削除して新鮮面を露出させる（**図3**）。破折線に沿ってプラークの侵入を認めることもあり、汚染された破折面を残すと、接着を阻害する因子となる。

3）床用レジンの表面処理および補強線の必要性
　義歯床用レジンには、ポリメチルメタクリレート（PMMA）が現在でも最も多く使用されている。また、義歯床の修理には、操作性の観点から、常温重合型のアクリルレジンを筆積み法で修理することが多い。床用レジンと修理材料は化学的に類似しているため、表面処理を施さなくても、モノマーの相互拡散により、ある程度は接着できる。しかしながら、一度修理した界面に対して表面処理を施さなかった場合には、床用レジンの曲げ強度は破折前よりも低下することがわかっている[1]。そのため、義歯修理には、再破折を防止する目的で補強線の埋入が必要となる（**図4、5**）。

4）金属補強線への表面処理方法
　金属補強線にはコバルトクロム合金製の屈曲バーやワイヤークラスプ線を用いることが多い。金属補強線の補強効果を最大限発揮するには、補強線に対しても表面処理が必要である。金属への表面処理方法は、50μmのアルミナ粉末によるサンドブラスト処理後、金属接着性プライマーを塗布する方法が接着強さと接着耐久性に優れ、かつ手技が簡便である[2]。

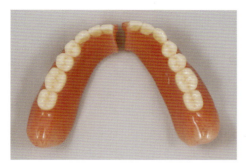
図❶ 完全破折した下顎義歯の咬合面観

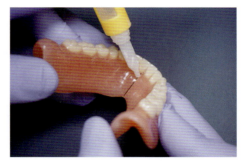
図❷ 瞬間接着材による仮固定

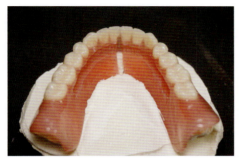
図❸ 破折部および補強線埋入部位の削除

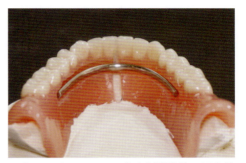
図❹ コバルトクロム合金製補強線の埋入位置の確認

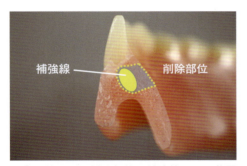
図❺ 義歯床の削除部位と補強線の埋入位置

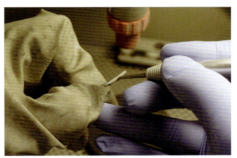
図❻ 補強線表面のサンドブラスト処理

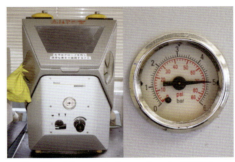
図❼ 技工用サンドブラスターと噴射圧

　技工用サンドブラスターの噴射圧は0.5MPaで、ノズルの先端を金属表面と直角になるように近づけて噴射する（図6、7）。サンドブラストによって金属表面の微細な凹凸を付与し、機械的に結合させる。また、接着面積が増大することで、金属接着性プライマーの化学的結合による接着強度の向上に大きく貢献する効果もある。
　長期接着耐久性の観点からは、化学的結合のみに依存せず、サンドブラスト処理による機械的結合も最大限に利用することが重要である。指先の油も接着阻害因子となるため、サンドブラスト後は直接手で触れないようにする。技工用サンドブラスターがない場合は、チェアーサイド用サンドブラスターを用いてもよいが、技工用よりも若干噴射圧が小さく、連続で噴射するには多少不便である。サンドブラスターを使用する際には、空気中に飛散したアルミナ粉末により、目や鼻、喉を傷めないように、つねに保護ゴーグルやマスクを装着し、飛散したアルミナ粉末から身を守って使

1 義歯　119

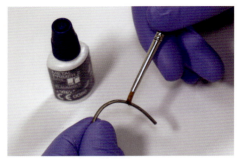
図❽ 補強線の金属接着性プライマーの塗布

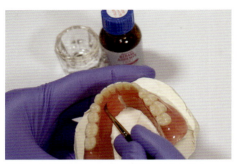
図❾ 修理部位にレジン用接着材の塗布

用するよう注意する。

　金属接着性プライマーには、①貴金属合金用（金銀パラジウム合金など）、②非貴金属合金用（コバルトクロム合金など）、③両用の3種類に分類される。両用の金属接着性プライマーは貴金属合金と非貴金属合金の両方に効果的な機能性モノマーを含んでいるため、義歯の修理で金属の種類が不明な場合にも、このプライマーが1本あれば良好な接着性を獲得できる。金属接着性プライマーは金属表面に1層塗布し、自然乾燥を行う（図8）。エアーによる揮発成分の蒸散は不要である。

　その他、義歯の修理において金属への接着が必要な場合は、フレームワークが露出した状態の義歯床の破折や、破折したクラスプの交換などがあるが、その場合にも金属表面への処理方法は同様に行う。

5）床用レジンへの表面処理方法

　破折面部および補強線埋入部に対して、有機溶媒を含んだレジン用接着材で表面を処理する（図9）。レジン用接着材を塗布することで、レジンを溶解させて多孔質にする。多孔質になったレジン表面は修理用常温重合レジンのモノマーが相互拡散しやすくなり、レジンの結合を向上させる。レジン用接着材を塗布する際には塗布時間が重要で、酢酸エチル含有のレジン用接着材であれば120秒の表面処理を行うことで接着強さは向上し、修理した義歯の曲げ強度も向上する[3,4]。また、レジン用接着材は揮発性が高いため、表面処理中は接着材を数回塗布し続けなければならないことに留意する。

　その他、人工歯の脱離の際にも、レジン歯および硬質レジン歯の基底面はPMMAで構成されるため、床用レジンと同様にレジン用接着材を塗布して表面処理を行う。

6）修理用常温重合レジンの接着性

　チェアーサイドで用いる修理用常温重合レジンには、①第3級アミンの触媒を用いた従来型と、②バルビツール酸誘導体を触媒に用いた2種類がある。バルビツール酸誘導体含有のレジンは、従来型と比べて高い耐変色性を示し、重合後の色調が経時的にも安定する。しかしながら、2種の常温重合レジンと床用レジンとの接着性を比較した研究では、バルビツール酸誘導体を用いた常温重合レジンは、従来型常温重合レジンに比べ、床用レジンに対する接着性が乏しかったという報告がある[1]。そのため、義歯の修理部位で、舌側の破折部や補強線埋入部には、従来型の常温重合レジンを用いる（図10）。

　重合硬化時には、加圧重合釜で50℃以上の温水中に浸漬すると、補修部位のレジンの重合度が高くなり、義歯の強度も向上する。補強線を埋入した修理後の義歯を図11に示す。

2．ノンメタルクラスプデンチャーの修理

　ノンメタルクラスプデンチャー用義歯床用材料には、ポリアミド系、ポリエステル系、ポリカーボネート系、アクリル系など、多くの射出成形型熱可塑性樹脂が用いられている。従来型のアクリル系床用レジンと比較して、修理用常温重合レジンとまったく接着しない材料があったり、前述し

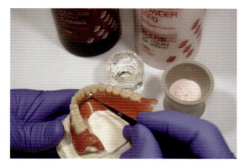

図⑩ 修理用常温重合レジンの築盛

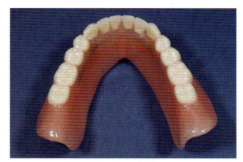

図⑪ 義歯修理後の咬合面観

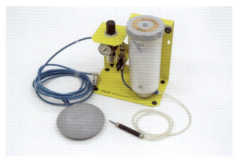

図⑫ ロカテックシステム専用サンドブラスター

たレジン用接着材での表面処理を行ってしまうと、逆に接着性が落ちてしまう材料もあったりするので、義歯修理の際には適切な接着表面処理が必須となる。ポリアミド系、ポリエステル系、ポリカーボネート系およびアクリル系樹脂で作製されたノンメタルクラスプデンチャーへの表面処理方法には、ロカテック処理後、スーパーボンド処理を行う方法が有効であることが報告されている[5]。

ロカテック処理とは、ロカテックシステム用の技工用サンドブラスターを用いて、表面をシリカコーティングされたアルミナ粒子でサンドブラスト処理することで、表面にシリカ層を作り、付属のシランカップリング剤を用いて接着性レジンセメントと接着させる方法である（図12）。スーパーボンド処理は、接着性レジンセメントであるスーパーボンドを修理部位表面に薄く筆積みしていく。スーパーボンドがある程度硬化した後、その上から修理用常温重合レジンを用いて修理する。

義歯破折した原因の特定

義歯を修理する際には、義歯が破損に至った原因を特定し、それを取り除くことも再度の義歯破損を防ぐため重要である。義歯の落下など不注意な取り扱いによる偶発的事故の場合は、義歯の修理だけで対処できる。しかし、他に起因する原因が義歯にある場合は、義歯修理のみでなく、その原因を解決する処置と義歯修理の両方を行う必要がある。たとえば、新義歯の破折症例では義歯設計の誤りや床用レジンの重合不良などが考えられ、長期使用症例では、顎堤吸収のために起こる義歯不適合や人工歯の咬耗に伴う咬合の変化などが考えられる。いくら接着処理をして修理したとしても、義歯が破損した原因の除去を行われなければ、再度の義歯破損を引き起こすので注意を要する。

義歯修理した後は、義歯に問題がないか、必ず義歯床粘膜面の適合状態や咬合接触状態を確認する。適切に義歯の修理ができれば、患者の信頼度も増すことができるだろう。

【参考文献】

1) 清水博史, 吉永正治, 羽生哲也, 髙橋 裕：義歯修理におけるバルビツール酸誘導体を用いた常温重合レジンと床用レジンとの接着性. 補綴誌, 42：815-822, 1998.
2) Hiroshi Shimizu, Yutaka Takahashi: Review of adhesive techniques used in removable prosthodontic practice. J Oral Sci, 54: 205-211, 2012.
3) Hiroshi Shimizu, Takashi Ikuyama, Eri Hayakawa, Fumitake Tsue, Yutaka Takahashi: Effect of surface preparation using ethyl acetate on the repair strength of denture base resin. Acta Odontol Scand, 64: 159-163, 2006.
4) Hiroshi Shimizu, Masayoshi Kakigi, Junko Fujii, Fumitake Tsue, Yutaka Takahashi: Effect of surface preparation using ethyl acetate on the shear bond strength of repair resin to denture base resin. J Prosthodont, 17: 451-455, 2008.
5) 濱中一平, 髙橋 裕：ノンメタルクラスプデンチャーの接着とその臨床応用. 接着歯学, 34：40-43, 2016.

第4章 リペア法 トラブル対応症例

2 コンポジットレジン

須崎 明 *Akira SUZAKI*
愛知県・ぱんだ歯科

リペア（補修修復）の優位性

2015年に日本歯科保存学会より発行された『う蝕治療ガイドライン（第2版）』[1]では、コンポジットレジン修復物の二次う蝕に対して、補修修復の効果に検討を加えた信頼できる臨床研究は見当たらなかった。しかし、二次う蝕に関しては、う蝕除去が確実にでき、修復操作も困難でない場合、歯質保存の観点ならびに患者の肉体的負担軽減から、補修修復を行うように推奨されている。

リペア（補修修復）の実際

図1に、二次う蝕によってコンポジットレジンの一部が破折した下顎第1大臼歯を示す。う窩の開拡を行うと、コンポジットレジン下にう蝕が広がっていた（**図2**）。

コンポジットレジン修復時に隔壁を容易にするため、感染歯質を除去する際に頬側のコンポジットレジンの一部を残存させる治療計画を立案した。

図3に、感染歯質除去後の同部位を示す。頬側のコンポジットレジン直下にはう蝕が広がっていなかったため、この部分のコンポジットレジンは残存させた。これにより、隔壁を確実に行うことができた。

接着操作に先立って、被着面となるコンポジットレジンに対して機械的前処理として、ダイヤモンドポイントにより新鮮面を露出させた。他の方法として、口腔内用サンドブラスターを用いて粒径50μmの酸化アルミナを噴射することも可能である。次に、化学的清掃の目的で正リン酸を塗布、水洗、乾燥させることで、接着阻害因子を除去する。

本症例では、エナメル質に対しては接着力を向上させる目的で、残存させたコンポジットレジンに対しては清掃の目的で35％正リン酸（ウルトラエッチ J：ウルトラデントジャパン）を塗布した（**図4**）。

接着操作では、コンポジットレジンに含まれるフィラーに対してシランカップリング処理をした後、ボンディング材を塗布することが基本となる。しかしながら、近年はこのような前処理を必要とせず、さまざまな被着面に対して接着するボンディング材が発売されている。これにより、チェアタイムが短縮するだけでなく、テクニカルエラーも減少した。

本症例では、歯質はもちろんのこと、セラミックス、金属、ジルコニア、アルミナに接着性を有するボンドマー ライトレス（トクヤマデンタル）を塗布した（**図5**）。ボンドマー ライトレスは化学重合のため、光照射を必要としない。したがって、エアブロー後の重合収縮量が小さく、重合収縮による応力の緩和に優れたフィルテック™フィル アンド コア フロー（3Mジャパン）を一括充填した（**図6**）。

通常のコンポジットレジンの場合、重合収縮が窩壁に及ぼす影響に配慮し、1回の充填は2mm未満にとどめて光重合し、繰り返し積層充填してい

症例 1

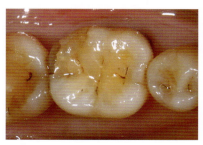

図❶　二次う蝕により、コンポジットレジンの一部が破折した下顎第1大臼歯

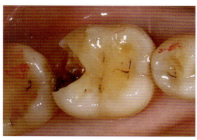

図❷　う窩の開拡を行うと、コンポジットレジン下にう蝕が広がっていた

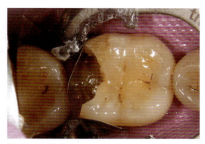

図❸　頰側のコンポジットレジンの一部を残存させたことにより、隔壁を確実に行うことができた

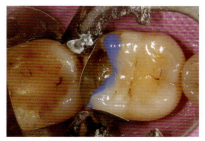

図❹　エナメル質に対しては接着力を向上させる目的で、残存させたコンポジットレジンに対しては清掃の目的で35％正リン酸を塗布した

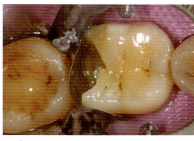

図❺　歯質はもちろんのこと、セラミックス、金属、ジルコニア、アルミナに接着性を有するボンドマーライトレス（トクヤマデンタル）を塗布した

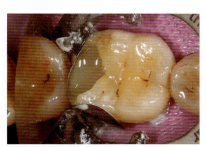

図❻　重合収縮量が小さく、重合収縮による応力の緩和に優れたフィルテック™フィル アンド コア フロー（3Mジャパン）を一括充塡した

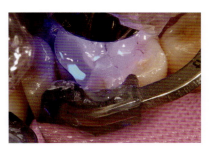

図❼　照射光がコンポジットレジンの深部まで到達する照射器（エリパー™ ディープ キュア LED　光重合器：3Mジャパン）により、確実に光重合した

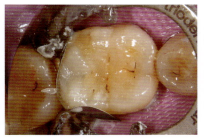

図❽　最表面は形態の付与が容易なペーストタイプのコンポジットレジン（クリアフィル® マジェスティ® ES-2：クラレノリタケデンタル）にて充塡した

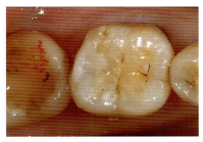

図❾　形態修正、研磨後の同部位を示す

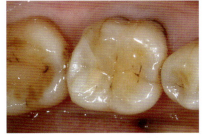

図❿　術後1ヵ月の経過は良好である

く必要がある。しかしながら、応力緩和に優れたコンポジットレジンは、4mm以内ならば一括充塡が可能となる[2]。さらに、照射光がコンポジットレジンの深部まで到達する照射器（エリパー™ ディープ キュア LED　光重合器：3Mジャパン）によって確実に光重合した（図❼）[3]。

最表面は、形態の付与が容易なペーストタイプのコンポジットレジン（クリアフィル® マジェスティ® ES-2（クラレノリタケデンタル）にて充塡した（図❽）。

図❾に形態修正、研磨後の同部位を示す。術後1ヵ月の経過は良好である（図❿）。

症例2

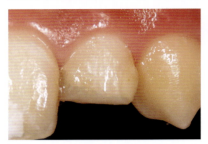
図⓫ |2の審美性の改善を主訴に来院した15歳・男子の口腔内写真

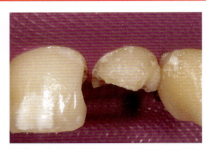
図⓬ 充填済みのコンポジットレジンおよび感染歯質を除去した

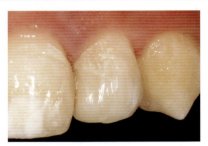
図⓭ コンポジットレジン修復を行った

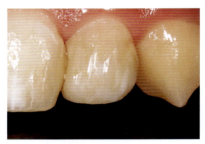
図⓮ 術後2ヵ月後のメインテナンス来院時の同部位。セルフケア不足による歯間乳頭部の腫脹が認められる

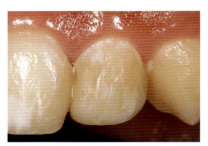
図⓯ 術後1年のメインテナンス来院時の同部位。依然セルフケア不足による歯間乳頭部の腫脹が認められる

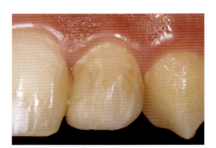
図⓰ 術後2年6ヵ月のメインテナンス来院時の同部位。プラークコントロールも良好となった。良好なセルフケアが良好と定期的なプロフェッショナルケアにより、歯頸部の初期う蝕病変の進行は停止している

🍃 患者に寄り添う コンポジットレジン修復

図11に、|2の審美性の改善を主訴に来院した、15歳・男子の口腔内写真を示す。3年前に外傷の既往はあるが、歯髄電気診断器による診査では生活反応を示したため、コンポジットレジン修復によって審美性を回復することとした。

充填済みのコンポジットレジンおよび感染歯質を除去し（図12）、コンポジットレジン修復を行った（図13）。

図14に、術後2ヵ月のメインテナンス来院時の同部位を示す。セルフケア不足による歯間乳頭部の腫脹が認められる。

図15に、術後1年のメインテナンス来院時の同部位を示す。依然セルフケア不足による歯間乳頭部の腫脹が認められる。さらに歯頸部には初期う蝕病変が認められるようになった。プロフェッショナルケアでは、これらの問題点に対して積極的にアプローチした。

図16に、術後2年6ヵ月のメインテナンス来院時の同部位を示す。プラークコントロールも良好となった。良好なセルフケアが良好と定期的なプロフェッショナルケアにより、歯頸部の初期う蝕病変の進行は停止している。

その後、患者の生活環境の変化により、定期的なメインテナンスの来院が途絶えた。術後4年に、臼歯部の冷水痛を主訴に来院した。その際、|2にもう蝕が認められた（図17）。さっそくう蝕治療を開始したものの、|2のう蝕治療の前に来院が途絶えた。その後も、患者は痛みのあるときのみ来院

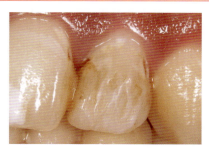 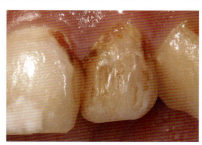 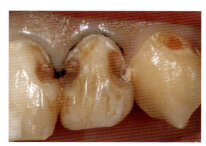

図⓱ 患者の生活環境の変化により、定期的なメインテナンスの来院が途絶えた。術後4年に臼歯部の冷水痛を主訴に来院した。その際、|2にもう蝕が認められた

図⓲ その後も継続的なう蝕治療を行うことができなかったが、術後8年に|1 2の治療を希望して来院した

図⓳ このタイミングで患者は治療に対して積極性が出てきたため、|1 2のう蝕に対してはコンポジットレジンによる補修修復で対応することとした

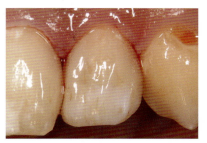 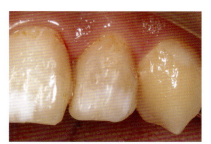

図⓴ コンポジットレジンにて補修修復した後の同部位

図㉑ 術後9年のメインテナンス時の同部位。経過もセルフケアも良好である

し、継続的なう蝕治療を行うことができなかった。

術後8年に、|1 2の治療を希望して来院した。同部に冷水痛は認められなかった（**図18**）。このタイミングで患者は治療に対して積極性が出てきたため、|1 2のう蝕に対してはコンポジットレジンによる補修修復で対応することとした（**図19**）。

図20に、コンポジットレジンにて補修修復した後の同部位を示す。これをきっかけに、他部位の治療を開始した。治療後は、定期的なメインテナンスに来院するようになった。

図21に、術後9年のメインテナンス時の同部位を示す。経過もセルフケアも良好である。

9年前に、|2をクラウンによって審美性を改善した場合と比較すると、本患者の場合はコンポジットレジン修復による対応で歯質をより多く残存させることができている。このように、コンポジットレジン修復による審美性の改善は、歯質の残存量が多いため、長期な経過において患者に寄り添った対応法の選択肢が多く、有効な修復法の1つであるといえるのではないだろうか。

【参考文献】
1) 日本歯科保存学会：う蝕治療ガイドライン 第2版．永末書店，京都，2015：103-109．
2) 須崎 明：そうだったのか！CR修復 CR修復に悩んでいる人に読んでほしい本．ヒョーロン・パブリッシャーズ，東京，2017：30-39．
3) 須崎 明：保険診療と自費診療での接着材料の使い分け．落ちない接着 その理論と臨床的ストラテジー（宮崎真至［編］）．永末書店，京都，2017：158-165．

3 セラミック

三浦賞子 *Shoko MIURA*
東北大学大学院歯学研究科　分子・再生歯科補綴学分野

オールセラミック修復物の破折

　セラミックの破折は、オールセラミック修復や陶材焼付冠などのあらゆるセラミック系の歯冠修復装置に発生する可能性がある、装着後トラブルである。オールセラミック修復におけるシリカ系セラミックス（長石系セラミックス、リューサイト強化型ガラスセラミックス、二ケイ酸リチウムセラミックスなど）の破折は、フレームワーク（コーピング）で発生する症例が多いのに対し、ジルコニアセラミックスによる修復では、築盛陶材の破折が最も頻繁に発生する装着後トラブルである[1]。筆者の実施したジルコニアベースのオールセラミッククラウン137症例の12年間にわたる予後調査でも、装着後の失敗は、陶材破折が最も多かった。また、そのリスクは大臼歯が前歯の約9倍高く、10年間の累積成功率も大臼歯において著しく低かった（図1）[2]。したがって、大臼歯へのセラミック系修復装置の適用には細心の注意が必要である。

セラミックの破折のリペア方法

　セラミックが破折した際のリペア方法は、3つに分類できる。①破折片を使用しないリペア方法、②破折片を使用するリペア方法、そして③セラミックシェルを使用するリペア方法である。①、②は口腔内直接法、③は間接法となる。本項では最も選択頻度の高い①を中心に、それぞれの方法について概説する。

1．破折片を使用しないリペア方法

　セラミックの破折片を使用せず欠失した部分をコンポジットレジン材料に置換する方法である。以下に実際のリペア症例を示す。
　図2は、$\overline{6}$に装着したイットリア安定化型ジルコニアをフレームに使用したオールセラミッククラウンが、装着後3年7ヵ月で遠心舌側咬頭の陶材が破折した症例である。ジルコニアフレームの露出はなく、陶材内部における凝集破壊であった。今回は、歯冠修復物補修用キットC&Bリペアープレミオキット（ジーシー：図3）を使用して修理を行った。

●ステップ1
　修復部位をダイヤモンドバーで一層削り、新鮮面を露出させる（図4）。

●ステップ2
　ラバーダムで防湿を図った後、接着面の清掃のためエッチング液を塗布し5秒間放置後、水洗し、乾燥させる（図5）。

●ステップ3
　被着面にリン酸エステル系モノマー（MDP）であるシランカップリング剤、セラミックプライマーⅡ（ジーシー）を塗布し、マイルドエアーで乾燥させる。次いで、多目的光重合型1液性ボンディング材であるG-プレミオボンド（ジーシー）を被着面全面に塗布し（図6）、0～10秒間放置後、強圧エアーで5秒間乾燥、G-ライトプリマⅡ（ジーシー）（LED）を使用して5秒間光照射する（図7）。

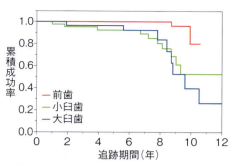

図❶ 歯種別によるジルコニアベースオールセラミッククラウン（137本；前歯63本、小臼歯43本、大臼歯31本）の生存曲線。Log-rank検定により、グループ内に有意差がみられる（$p=0.01$）（参考文献[2]より引用改変）

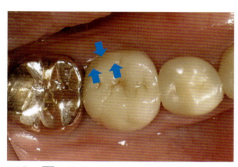

図❷ [6]に装着したジルコニアベースオールセラミッククラウンの遠心舌側咬頭における陶材内部での凝集破壊。装着後3年7ヵ月で発生（矢印：破折部）

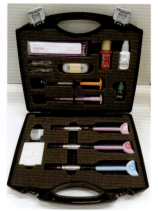

図❸ 歯冠修復物補修用キット「C&Bリペアープレミオキット」（ジーシー）

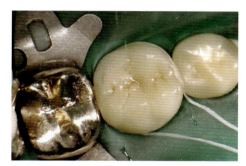

図❹ ダイヤモンドバーによる新鮮面の露出

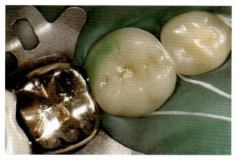

図❺ 被着面の洗浄のため「エッチング液」を塗布、5秒放置⇒水洗⇒乾燥

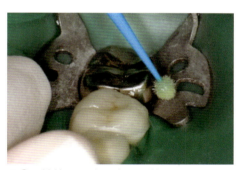

図❻ 被着面のボンディング処理

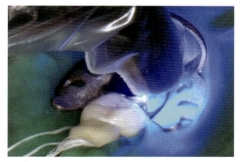

図❼ エアーで乾燥後、光照射

●ステップ4

リペア用硬質レジン、リペアーペーストA2（ジーシー）を築盛し、20秒間光照射する（図8）。

●ステップ5

通法に従い、形態修正および咬合調整後、コンポマスターCA（松風）を用いて仕上げ研磨を行う（図9、10）。

なお、光照射時間は照射器によって異なるため、光源種類の確認を要す。

2．破折片を使用するリペア方法

セラミックの破折片を使用し、修復物にレジンセメントで接着する方法である。破折片を使用する場合は、修復部位と破折片の両方の接着面に対し上記のステップ1～3の操作が必要となる。破折片の接着には、リペアーフロー（ジーシー）や各種レジンセメントを使用し、破折片を修復部位に接着する。

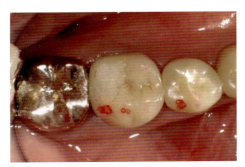

図⑧　直接法による硬質レジン築盛後

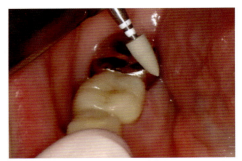

図⑨　形態修正および咬合調整後、仕上げ研磨

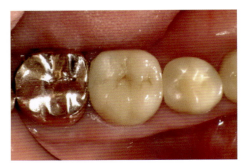

図⑩　リペア終了後

表❶　ジルコニアの分類とその特性

被着面の材料組成	微小機械的嵌合	化学的結合
シリカ系セラミックス （長石系、二ケイ酸 リチウムガラスなど）	フッ化水素酸処理 アルミナブラスト処理	シラン処理
非シリカ系セラミックス （ジルコニア／アルミナ）	トライボケミカル処理 アルミナブラスト処理	シラン処理 （MDP含有）

3．セラミックシェルを使用するリペア方法

　高度な審美性の要求がある場合やセラミックの欠損領域が大きい場合は、この方法を選択する[1,3]。ダイヤモンドバーで破折面の新鮮面を露出させた後、通法に従い、印象採得、シェードテイキングを行う。ラボサイドで破折部のセラミックシェルを製作する。完成したセラミックシェルは、辺縁部の適合と色調の確認を行う。セラミックシェルの内面にフッ化水素酸（HF）処理とシランカップリング剤によるプライマー処理を行い、流動性のあるコンポジットレジンセメントで接着を行う。

🍃 リペアの際の接着操作

　接着操作は、被着面の材料組成により異なるため、被着面に対する適切な表面処理が必須であり、使い分ける必要がある（表1）。

1．シリカ系セラミックスに対する接着

　シリカ系セラミックスにおける微小機械的嵌合については、酸によるエッチングとサンドブラスト（アルミナブラスト）処理が挙げられる。シリカに対するHFは、被着面に塗布して60秒放置後、水洗、超音波洗浄を行うことで、短時間で強いエッチング効果が得られる。HFは医薬用外毒物であるため、技工室にてドラフトチャンバー内の利用や十分な換気を行うなど、取り扱いには注意が必要である[4]。口腔内におけるサンドブラスト処理はラバーダムを使用し、バキュームによる吸引を十分に行い、チェアーサイド用サンドブラスター「マイクロエッチャーⅡA」（モリムラ：図11、12）を用いて、口腔粘膜を損傷させないように注意して行う[3,4]。シリカ系セラミックスにおけるサンドブラスト処理は、被着面の機械的維持の付与ではなく清掃を目的として弱圧で行う。

　セラミックスとレジン系材料を化学的に結合させるためには、シラン処理剤が必要であり、シリカを主成分とするセラミックスの接着には不可欠である。

2．非シリカ系セラミックスに対するリペア

　シリカを主成分としないセラミックスでは、酸エッチングでは十分に表面を粗造にすることができない。被着面を粗造にして接着強さを向上させる方法として、アルミナブラスト処理による接着

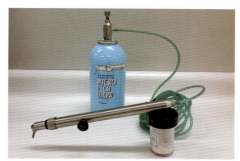

図⓫ チェアーサイド用サンドブラスター「マイクロエッチャーⅡA」（モリムラ）

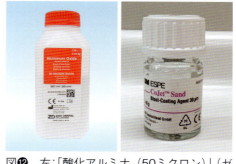

図⓬ 左：「酸化アルミナ（50ミクロン）」（ゼスト）、右：CoJet™ Sand（3M ESPE）

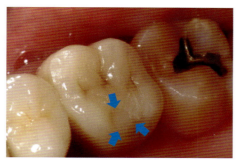

図⓭ |6 に装着したジルコニアベースオールセラミッククラウンの口蓋側咬合面の陶材破折、一部ジルコニアフレームが露出。装着後約3年で発生（矢印：破折部）

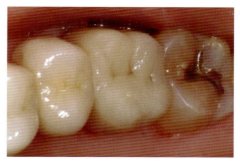

図⓮ 直接法によるリペア終了後

阻害因子の物理的除去の有用性が報告されている[5]。CoJet™ Sand（3M ESPE：図12）を用いたトライボケミカル処理により、表面に凹凸形成を施し化学的結合の活性を上昇させる方法も報告されている[6]。また、リン酸エステル系モノマー（MDP）を含むプライマー処理により、レジン系材料との確実な接着を得ることが可能であると考えられている[5]。

図13は、|6 に装着したイットリア安定化型ジルコニアをフレームに使用したオールセラミッククラウンが装着後3年で口蓋側咬合面の陶材が破折し、一部ジルコニアフレームが露出した症例である。露出したジルコニアフレーム部分にCoJet™ Sandを用いたトライボケミカル処理後、リン酸エステル系モノマー（MDP）によるプライマー処理を行い、直接法によるリペアを施した（図14）。

以上がセラミックのリペア法の基本的な操作であるが、使用する製品によって手順が異なることがあるため、詳細については使用する製品の添付文書の記載内容を遵守することが重要である。

本項で紹介した内容に関して、開示すべきCOI関係にある企業等はない。

【参考文献】

1) Kimmich M, Stappert CFJ: Intraoral treatment of veneering porcelain chipping of fixed dental restorations. JADA, 144: 31-44, 2013.
2) Miura S, Kasahara S, Yamauchi S, Okuyama Y, Izumida A, Jun A, Eguza H: Clinical evaluation of zirconia-based all-ceramic single crowns: an up to 12-year retrospective cohort study. Clin Oral Invest, 22: 697-706, 2018.
3) Yamazaki Y, et al. ed.: All-Ceramics at a Glance. 69, Society for Dental Ceramics, Germany, 2008.
4) 小峰 太，松村英雄：歯冠修復物と固定性補綴装置の接着と合着．日補綴会誌，4：343-352，2012．
5) Kern M, Wegner SM: Bonding to zirconia ceramic: adhesion methods and their durability. Dent Mater, 14: 64-71, 1998.
6) Inokoshi M, Van Meerbeek B: Adhesively luted zirconia restorations: why and how? J Adhes Dent, 16: 294, 2014.

第4章 リペア法 トラブル対応症例

4 前装冠

田上直美 *Naomi TANOUE*
長崎大学病院　特殊歯科総合治療部

前装冠の破折の現状

　前装冠というと、一般的に、レジン前装冠と陶材焼付冠を指す。前装冠の破折とは、ほぼレジンもしくは陶材である前装部歯冠色材料の破折である。

　われわれが臨床で頻繁に目にするトラブルは、レジン前装冠の破折が圧倒的に多い。その最大の理由は、レジン前装冠が保険適用されている装置であるため、単純に、陶材焼付冠より目にする機会が多いからであろう。しかしながら、筆者はレジン前装冠と陶材焼付冠との接着システムの違いも理由の1つと考えている。

　金属と歯冠色材料との良好な接着に、機械的、化学的、物理的結合のすべてが必要であることは周知の事実であるが、陶材焼付冠における陶材と金属の結合は、上記のすべてを満たしているうえに化学的結合がとくに強力であることが、レジン前装冠の接着システムと大きく異なる。

　さらに、レジン前装冠は保険適用装置という経済的問題を有しており、あまり考えたくはないが、接着に必要な処理が省略されている可能性も否定できない。たとえば、金属接着性プライマーは用いても、その前処理としてのアルミナサンドブラストは省略している、もしくはその逆パターンの処理を行っている歯科技工所も存在するのではないかと筆者は疑っている。

破折の種類

　まずは、破折の頻度が高いレジン前装冠の破折について考える。

　レジン前装着冠制作時のレジン材料接着の前処理は金属表面に行うものであるため、前処理が不十分であった場合、破折は金属とレジンの界面で起こりやすい。すなわち、金属とオペークレジンの間で剝がれ落ちるため、破折面には金属が現れる。金属とレジンの機械的、化学的、物理的な結合に問題がない場合は、破折はレジン材料単体の（脆性を含む）機械的強度の問題として、レジンの被着体破壊として現れやすい。そして、その混合状態として、一部がレジン、一部が金属という破折面も存在する。

　前装冠は小さい装置であるから、サンドブラストやプライマー処理における「むら」が同じ装置の同じ前装面内で起こるとは考えにくく（プライマーは1滴で1歯分の前装部全体に作用する）、異なる破壊様式はおそらく機械的結合の差によるものであろう。

　レジン前装冠の機械的結合といえばリテンションビーズであるが、このリテンションビーズの鋳込みは意外と難しく、ビーズが剝がれたり、ビーズの接着材がアンダーカットを埋めてしまったり、鋳込み不良（図1）であったりすることも多い。ビーズは小さいため、鋳込み温度が低い、鋳型の乾燥が不十分など、さまざまな理由で鋳込み不良

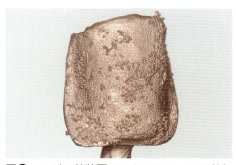

図❶　レジン前装冠のメタルフレームに付与するリテンションビーズの鋳込み不良

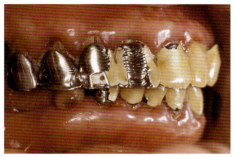

図❷　おろし金型リテンションが付与されたメタルフレーム

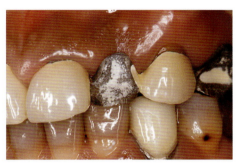

図❸　前装面にオペークレジンが残存する症例

が起こりやすい。臨床的なレジン破損症例のメタルフレームでは、機械的嵌合を期待しているとは思えないリテンション"もどき"が付与されていることもある（図2）。

補修の法則

もっと厳密にいうと、リテンションビーズが完璧なアンダーカットを成している場合、前装材料の破折は、リテンションビーズの下にオペークレジンを残した状態で起こる（図3）。したがって、補修の被着面にアンダーカットはほぼない。補修に際してはビーズ下のアンダーカットを復活させたいところだが、リテンションビーズに手をつけずにビーズ下のレジンを除去するのは、たとえバーで削ったとしても、サンドブラストを行ったとしても不可能である。

アンダーカットがない場合、残存する金属やオペークレジンに化学的接着を試みることとなるが、オペークレジンの重合システムは光重合と化学重合を併用していることが多く、重合率は比較的高めであることが多い。化学的接着をメインとする補修は困難である。

このように考えると、レジン前装冠の補修は「被着面積を広くとり、可及的に新たなアンダーカットを付与する」ことが大原則であることがわかる。化学的接着の原則に従って、レジン材料の被着面には50～70μmアルミナサンドブラスト処理し、シランカップリング剤を含むプライマーを使用[1]、金属被着面には同じくアルミナサンドブラストと金属の構成成分に対応した金属接着プライマー（貴金属、非貴金属両用プライマーが望ましい）を用いるのは当然である。その前に、新たな機械的維持を付与しておくことが肝要である。

製作時の前装作業では、メタルフレームにはアンダーカットがあり、湿度の影響は少なく、レジンの重合も高強度光照射器の使用、加熱重合の併用など自由にできる。補修は口腔内の処理であるため、ブラストの噴射圧や方向にも制限があり、呼気吸気による湿度の影響なども受ける。エビデンスはないが、たとえ全力で接着処理したとしても、口腔内と外の接着強さは大きく異なるであろう。口腔外で、完璧に接着、重合させた前装部が破折しているのに、口腔内で補修した装置がそれ以上に長持ちするわけがない。何度も破折を繰り返すような前装冠の補修は、おそらく接着理論だけでは太刀打ちできない。補綴装置の設計や咬合力のコントロールなど、根本を見直す必要がある。

口腔内補修を行う場合に最も効果的な「さらなるアンダーカットを付与し、かつ被着面積を広げる」という方策は、フレーム設計の変更と解釈できる。失活歯であれば、前装冠のメタルフレームを通り越すくらいのアンダーカットを付与すると

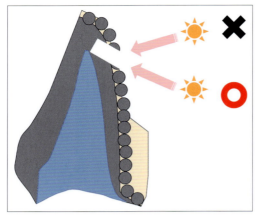

図❹ 光照射は、アンダーカットの形成と同じ方向で行う

よい。ただし、得られるアンダーカットは金属材料に囲まれているため、光照射方向に配慮し、アンダーカット内にあるレジンを確実に重合させることが肝要となる（**図4**）。このことにより、補修の成功率は間違いなく上がる。

生活歯の場合のアンダーカット付与は若干難しいが、歯質を削らない（とくに歯髄方向へ近づかない）という原則を守れば、フレームやレジンの厚そうな部分を探して機械的維持を確保することはできる。

筆者の感覚としては、接着強さだけを考えれば、「どの材料を残すか」よりも「どの部分になら機械的な結合が増やせるか」のほうが重要であるように感じる。残っている部分は、たとえそれがレジンであっても「強かったから残った」部分と理解し、おおいに信用して利用している。

ただし、被着体に金属とレジンが混在している場合、レジン部分を中途半端に残すと色むらが起こりやすく、色調調整が難しい。患者の主訴が審美性の回復であった場合は、主訴に応じた対応、すなわちレジンをすべて削除する補修や再製作などが必要である。

陶材焼付冠の補修

陶材焼付冠の破折パターンも、①前装部分（陶材）の破折、②メタルと陶材間の剝離、③①と②の混合パターン、の3種類であり、レジン前装冠の破折と同様であるが、陶材焼付冠にはリテンションビーズがない。したがって、②のパターンの場合、レジン前装冠以上に「被着面積を広くとり、可及的にアンダーカットを付与する」原則を死守する必要がある。メタルフレームにはそれまでになかった凹凸を付与し、その後、化学的処理に入る。ただし、陶材焼付冠における陶材と金属の化学的結合は強力であり、メタルと陶材が完全に剝離し、陶材が残存しない症例は少ない。

陶材のみが破折している場合は、酸処理（リン酸が望ましい）後にシランカップリング処理を行い、化学的な接着を期待できるが、その場合も原則に従い、被着面積を増やす必要がある。なぜなら、一度破折を余儀なくされた部分だからである。陶材と同じ形態でレジンを化学的に接着させたところで、陶材焼付以上の強度の補修ができるわけがないと筆者は考えている。

その後、必要に応じて形態や咬合の調整や修正を行うのは、レジン前装冠の場合と同様である。

補修のもう1つの原則

「破折」の原因は、ほとんどが過度な応力の作用である。咬合力が強すぎた、転倒した、硬いものを嚙んだなど、原因はさまざまであるが、一定以上の応力で破折する構造であったことは間違いない。したがって、破折前と同じ形態にすると同じ負荷により再び破折する可能性がある。補修を長持ちさせたければ、たとえわずかでも形態を変えるのがよい。一般的には、咬合調整をする、歯冠高径を短くする、ガイドから外すなどして、補修部位に過度な応力が作用しにくい構造にしておくことが挙げられる。その結果、審美性が著しく低下し、クレームがあるようであれば、潔く再製作するのが望ましい。

【参考文献】
1) Loomans BA, Mesko ME, Moraes RR, Ruben J, Bronkhorst EM, Pereira-Cenci T, Huysmans MC: Effect of different surface treatment techniques on the repair strength of indirect composites. J Dent, 59: 18-25, 2017.

第5章

臨床のヒント

第5章　臨床のヒント

1 ボンド層の厚みがコンポジットレジン修復に及ぼす影響
厚みをコントロールするには

高見澤俊樹 *Toshiki TAKAMIZAWA*
日本大学歯学部　保存学教室修復学講座

ボンド層の厚みは接着システムによって異なる

　歯質接着システムを大別すると、被着面に対してリン酸エッチングを行うエッチ＆リンスと、これを行わないセルフエッチシステムに大別できる。さらに、操作ステップ数の違いによって、3、2および1ステップに分類できる。また近年、いずれのエッチングモードでも使用が可能なユニバーサルアドヒーシブ接着システムが開発・臨床応用され、現在さまざまな接着システムが使用可能である[1]。

　これらの接着システムは、成分の違いのみならず、塗布およびエアブロー法にもそれぞれ特徴を有するとともに、接着界面を構成するボンド層の厚みも異なる。とくに、1ステップセルフエッチシステムでは脱灰、モノマー浸透および化学的接着を一度の操作で達成するために、水および溶媒を成分中に多く含んでいる。

　一方、これらの成分の残留は、アドヒーシブの重合阻害を招くため、光照射前に十分なエアブローが必要とされる。そのため、他の接着システムと比較して、1ステップセルフエッチシステムのボンド層は薄膜となる。一般的に、3ステップエッチ＆リンスおよび2ステップセルフエッチシステムの有するボンド層の厚みは約40〜60μmと、1ステップセルフエッチシステムの約5〜10μmに比較して厚い（図1、2）。

ボンド層の厚みが接着強さに及ぼす影響

　接着界面で形成されたボンド層の機械的性質は、接着システムによって異なる。そのため、理想的なボンド層の厚みについては、十分なコンセンサ

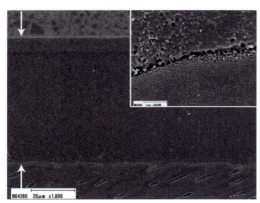

図❶　2ステップセルフエッチング接着システムの象牙質接着界面SEM像。ボンド層の厚みは約50μmと比較的厚い

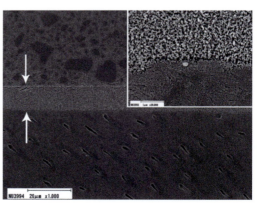

図❷　1ステップセルフエッチング接着システムの象牙質接着界面SEM像。ボンド層の厚みは10μm以下である

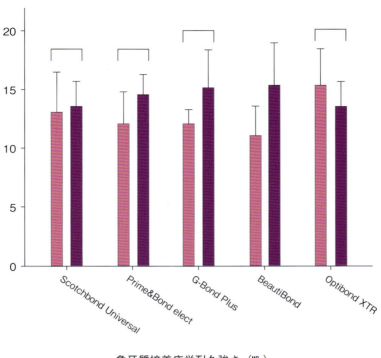

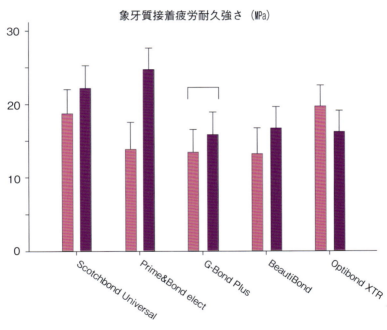

図❸　アドヒーシブの2度塗りが接着疲労耐久性強さに及ぼす影響[3]。2ステップセルフエッチシステムでは、2度塗りによって有意に象牙質接着耐久性は低下する

スが得られていない。しかし、接着界面のボンド層の厚みの違いについて、繰り返し荷重による接着疲労試験から検討した報告[2]では、1ステップセルフエッチシステムにおいては、エナメルおよび象牙質ともにアドヒーシブの2度塗りによって接着耐久性の向上が認められたものの、2ステップセルフエッチシステムのOptibond XTRにおいては、2度塗りによって接着耐久性の低下が生じた（図3）。このことは、ある一定の厚みのボンド層（15〜20μm）を得ることで1ステップセルフエッチシステムでは、そのボンド層の機械的性質の向上とともに繰り返し荷重による機械的ス

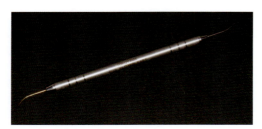

図❹ レジンアプリケーター。狭小な窩洞やマージン部のアドヒーシブ塗布に便利である

トレスの緩衝作用が生じたものと考えられた。

　一方、2ステップセルフエッチシステムでは、ボンド層の厚みが増すことで、ストレス緩衝能以上に、層内に生じた亀裂が進展したことで接着強さが低下したものと考えられた。また、厚いボンド層は経時的な加水分解や熱膨縮数の影響を受ける可能性も高まる[3]。したがって、マージン部や比較的ボンド層が厚くなりがちな隅角部分に関しては、塗布時にアドヒーシブが厚くならないような工夫が必要である。

ボンド層の厚みが審美性に及ぼす影響

　ボンド層の厚みは、審美性への影響因子ともなる。とくに、前歯部唇側面においては、ボンド層が厚くなることでマージン部での色調変化や褐線の出現が問題となる。すなわち、エナメル質ベベル部でボンド層が厚いと、この層の色調を反映してしまうとともに、経時的なアドヒーシブ層の色調変化や劣化から屈折率が変化する。

　また、ボンド層が表面に露出した場合は、選択的にその部が摩耗、剥離することで褐線が生じる。とくに、エッチ＆リンスおよび2ステップセルフエッチシステムのボンディング材は粘稠度が高く、流れも悪いため、液溜まりが生じやすく、ボンド層も厚くなる。そのため、アドヒーシブ塗布時には、窩洞に合わせた大きさのマイクロブラシを選択するとともに、マイクロブラシでは塗布困難な狭小な窩洞へは、先端が球状のレジンアプリケーターの使用も有効である（図4）。

エアブローの重要性

　良好な接着性の獲得には、いずれの接着システムにおいても被着面へ十分量のアドヒーシブ塗布が求められる。とくに、1ステップセルフエッチシステムは、他のシステムと比較して歯質の脱灰能が低いため、アドヒーシブを一定量窩洞に供給する必要がある。そのため、アドヒーシブ塗布後に残留水分や溶媒を揮発させるエアブローが重要となる。とくに、エアブロー時の圧力と時間に関しては、十分に留意すべきである。エアブロー時の圧力は、強圧、弱圧、あるいはマイルド圧などと、用いる製品によって異なる。

　また、エアブロー時間に関してもそれぞれに製造者指示条件があり、製品によってはエアブロー時間の短縮や延長は接着強さの低下を招く原因にもなる[4]。一方、3ステップエッチ＆リンスシステムあるいは2ステップセルフエッチシステムのボンディング材は、粘性が高い製品が多い。そのため、マイルドエアブローを行うことでボンディング材を薄く引き伸ばし、ボンド層の厚みをコントロールすることが、接着耐久性や審美性を高めるために、臨床上必要な工夫といえる。

【参考文献】

1) Takamizawa T, Barkmeier WW, Tsujimoto A, Berry TP, Watanabe H, Erickson RL, Latta MA, Miyazaki M: Influence of different etching modes on bond strength and fatigue strength to dentin using universal adhesive systems. Dent Mater, 32: e9-21, 2016.
2) Fujiwara S, Takamizawa T, Barkmeier WW, Tsujimoto A, Imai A, Watanabe H, Erickson RL, Latta MA, Miyazaki M, Nakatsuka T: Effect of double-layer application on bond quality of universal adhesive and comparison with conventional single-step or two-step self-etch adhesives. J Mech Behav Biomed Mater, 77: 501-509, 2018.
3) Sai K, Shimamura Y, Takamizawa T, Tsujimoto A, Imai A, Endo H, Barkmeier WW, Latta MA, Miyazaki M: Influence of degradation conditions on dentin bonding durability of three universal adhesives. J Dent, 54: 56-61, 2016.
4) Chiba Y, Yamaguchi K, Miyazaki M, Tsubota K, Takamizawa T, Moore BK: Effect of air-drying time of single-application self-etch adhesives on dentin bond strength. Oper Dent, 33: 233-239, 2006.

第5章　臨床のヒント

2 接着阻害因子

二瓶智太郎 *Tomotaro NIHEI*
神奈川歯科大学　大学院歯学研究科　口腔科学講座　クリニカル・バイオマテリアル学分野

接着操作を行う場合、被着体表面の清掃度が問題になるのは周知のとおりであるが、口腔内という高湿度の環境、歯を切削した後の状態、そして支台築造を行った場合の材質、あるいはクラウンやブリッジなどの歯冠修復材料によっても接着する前の表面処理法が異なる。

本項では、接着時における阻害因子について考えてみたい。

接着阻害因子として、①唾液、②呼気中の水分、③血液、④歯肉溝滲出液、⑤プラーク、歯石やう蝕、⑥仮着材や仮封材の残渣、⑦エアー中の水分とオイルミスト、⑧修復・補綴装置被着体内面の汚れなどが挙げられる（**表1**）。一般的にも物と物とを接着するときに、表面に水分や汚れが存在すると、いわゆる「くっつきにくい」状態になることに異論はないであろう。

🍃 口腔内環境による因子

1．唾液

生理現象として、唾液の流出を停止させることは不可能である。そのため、接着操作中は口腔内に貯留した唾液を除去する必要がある。代表的なのは、ラバーダム防湿法である。支台歯と歯冠修復装置の被着面の汚染を防ぐと同時に口腔内の温度と湿度を低下させ、空気中の水分による接着阻害を防止するために有効である。しかし、ラバーダム防湿は咬合や隣接歯との接触点の確認が困難となる。

ラバーに対するアレルギーをもつ患者や、鼻呼吸が困難な患者に対しては、ロールワッテによる簡易防湿を行う。成形修復あるいは歯冠修復装置を装着する部位の近傍に、接着直前までバキュームで吸引しながら、さらにスリーウェイシリンジによるエアーを接着部に噴射することにより、被着面の乾燥と汚染防止を確実にすることができる。接着操作中にやむを得ず唾液で被着面が汚染された場合は、通常は十分に水洗や乾燥を行うが、唾液タンパクなどの付着により、接着強さが低下してしまう[1]。

2．呼気中の水分

接着時に鼻呼吸を患者に促しても、口腔内は平均で温度が30℃以上、湿度が80％以上と高温多湿の環境であり、接着性に大きく影響する。環境が高温かつ多湿になる口腔内では、空気中に含まれる水分が多くなり、接着性が有意に低下する[2]。

この対策としても、ラバーダム防湿は有効であり、口腔内の温度と湿度を低下させ、空気中の水分による接着阻害を防止できる。

3．血液

形成時や暫間被覆冠除去時に歯肉側マージン部から出血することがある。その場合、血液が凝固して歯質被着面に密着すると、水洗を行ってきれいになったように見えても血液成分は除去されておらず、これも接着阻害因子となる[3]。

4．歯肉溝滲出液

歯肉溝滲出液の流出を停止させることも不可能

2　接着阻害因子　137

表❶　接着阻害因子

口腔内環境による因子	人為的に改善が可能な因子
唾液	仮着材や仮封材の残渣
呼気中の水分	エアー中の水分とオイルミスト
血液	修復・補綴装置被着面内面の汚れ
歯肉溝滲出液	う蝕の取り残し

である。この場合には、圧排用綿糸を歯肉溝に挿入し、滲出液を吸水させることは有効となるが、接着操作においては煩雑で不便となる可能性があり、修復する部位によっては不可能な場合も多いと考えられる。

🍃 人為的に改善が可能な因子

1．仮着材や仮封材の残渣

　最終的に修復・補綴装置を装着する前に、窩洞の封鎖に用いた仮封材や暫間被覆冠を装着した仮着材の徹底した除去が必要である。機械的にエキスカベーターや超音波スケーラー、あるいはエアースケーラーなどを用いて丁寧に除去した後、装置の装着となる。しかしながら、徹底的に除去したとしても仮着材成分が残留しており、接着強さも低下する[4]。

　また、使用するセメントに付属するプライマーやコンディショナーを塗布しても仮着材成分は完全に除去できず、機械的除去に加えてブラシや酸処理などは必要である[4]。

2．エアー中の水分とオイルミスト

　ユニットに配備されているスリーウェイシリンジを使用して、接着部位の水洗や乾燥を行っているのがつねである。しかし、水洗した後にエアーのみを噴射する際、まだ水分がシリンジの先端に残存していることもあり、その場合、水が飛ぶことになる。ある程度空噴射し、エアーのみ噴射されていることを確認してから、接着部位に噴射することが必要である。また、内部消毒に使用するオイルが噴霧する場合もあるので、あらかじめ確認する必要がある。

3．修復・補綴装置被着体内面の汚れ

　患歯に装着する前に適合を確認する。そのとき支台歯や窩洞に付着している唾液などが歯冠修復装置内面にも付着する。そのため、レジンセメントなど装着直前には装置内面も水洗、中性洗剤による洗浄、あるいはエタノール、アセトンやジクロロメタンによる洗浄が必要となる。また、超音波洗浄の併用で効果が向上する。

　支台歯や窩洞に対しては、手用器具による清掃、水洗、エタノール綿球による清拭を行ってから接着システムに移行する必要もある。

4．う蝕の取り残し

　う蝕除去は、歯冠修復処置の基本中の基本である。う蝕歯質が残存していると、接着システムとして使用するプライマーの効果が発揮されない[5]。強固な接着性を獲得するためには、脱灰した象牙質にレジンモノマーが十分に浸透、硬化することが必須である。また、う蝕除去時に使用するう蝕検知液の残渣にも注意が必要である[6,7]。

表❷　接着阻害因子の除去法

1	窩洞内	エナメル質はリン酸処理、象牙質は次亜塩素酸ナトリウム溶液やEDTAなどで処理し、よく水洗する
2	支台歯	歯質であれば1に準じる。支台築造材料により異なるが、リン酸での処理が効果的である。仮封材や仮着材は探針やエキスカベータなどの手用器具や超音波スケーラーなどで徹底的な除去が必須である
3	装着装置	装着する材質にもよるが、サンドブラスト処理、その後のリン酸処理、超音波洗浄が効果的である

　ちょっとした前処理により、使用する接着システムの効果を十分に発揮させることが可能となる（表2）。また、口腔内は狭く、環境が過酷であり、接着操作においても修復する部位により困難を生じる場合が多い。

　現在は、審美性の高い材料の普及により、より確実な接着操作が予後を左右することになるのはいうまでもない。基本的な事項を守り、歯質と一体化した歯冠修復処置を目指して患者に還元できることを切に願う。

【参考文献】
1）千葉栄一，西島奉一，新谷明喜，五味治徳，石井由紀子：接着阻害因子に関する研究−第2報　唾液の影響とその除去法について．顎咬合誌，22：190-196，2001.
2）布施 究：酸処理によるエナメル質とコンポジットレジンの接着性に及ぼす影響について．日歯保誌，21：326-349，1978.
3）Kaneshima T, Yatani H, Kasei T, Watanabe EK, Yamashita A: The influence of blood contamination on bond strengths between dentin and an adhesive resin cement. Oper Dent, 25: 195-201, 2000.
4）Watanabe EK, Yamashita A, Imai M, Yatani H, Suzuki K: emporary cement remnants as an adhesion inhibiting factor in the interface between resin cements and bovine dentin. Int J Prosthodont, 10: 440-452, 1997.
5）相原英信，貴美島 哲，奈良陽一郎，勝海一郎：レジンアドヒーシブシステムの齲蝕罹患象牙質に対する接着強さとDIAGNOdent™値および齲蝕検知液染色度との関係．日歯保誌，51：191-202，2008.
6）趙 暁華，吉山昌宏：フッ素徐放性ワンステップ接着システムの象牙質接着性に関する研究．接着歯学，24：67-74，2006.
7）Kucukyilmaz E, Celik EU, Akcay M, Yasa B: Influence of Blood Contamination During Multimode Adhesive Application on the Microtensile Bond Strength to Dentin. Nigerian Journal of Clinical Practice, 20: 1119-3077, 2018.

第5章　臨床のヒント

3 余剰セメントを取り残さないために

松本和久 *Kazuhisa MATSUMOTO*
北海道・松本デンタルオフィス

　理想的な接着性レジンセメントの要件の1つに、高い接着力を有しながら、余剰セメントの除去が容易であることが挙げられる。近年、優れた接着力を有するセメントが各社より販売されるようになったが、それに伴い、余剰セメントの取り残しの問題も指摘されるようになった。とくにセメント固定タイプのインプラント補綴においては、セメントの取り残しが問題視され、Agar JRらは、リン酸亜鉛セメントやグラスアイオノマーセメントに比べ、接着性レジンセメントは5倍以上の取り残しがあったと報告している（図1）[2]。

3つのポイント

　日常臨床において余剰セメントの取り残しを防ぐためには、①歯肉縁下のフィニッシュ・ラインの位置を浅くする、②視認性のよいセメントの使用、③ルーペやマイクロスコープによる拡大視野下で操作を行うことが挙げられる（図2～6、7b、8）。

1．歯肉縁下のフィニッシュ・ラインの位置を浅くする

　フィニッシュ・ラインの位置の決定は、マテリアルの種類や審美性など、さまざまな要素を考慮して行わなければならない。余剰セメントの取り残しのことだけを考えると、できるだけ浅い位置のフィニッシュ・ラインが望ましい。ただ、臨床においては再治療のケースも多く、すでに歯肉縁下深くにフィニッシュ・ラインが設定されていることも少なくない（図7a）。

2．視認性のよいセメントの使用

　クリアー（トランス）のシェードは視認性が悪く取り残す危険性が高いため、余剰セメントの除去の観点からは避けたほうがよい。ただ、前歯部審美領域において、クリアーを選択することも多

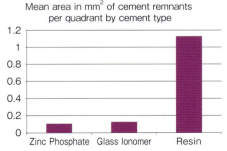

図❶　セメント固定式のインプラント補綴における余剰セメントの取り残しを比較したグラフ。レジンセメントが他のセメントと比較して多いことがわかる（参考文献[2]より引用改変）

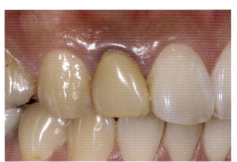

図❷　2|。クラウンマージンの不適合によるセメントの取り残しと、プラーク・歯石の付着を認める

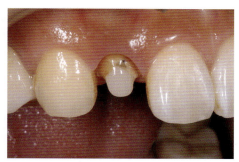

図❸ プロビジョナルレストレーションによって歯肉炎が改善

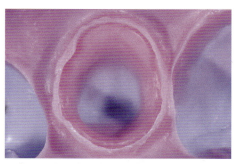

図❹ 適合精度の高い補綴物製作には、精密な印象採得が必要不可欠である

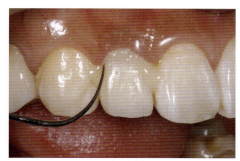

図❺ A3シェードの接着性レジンセメントを用いてクラウンをセット

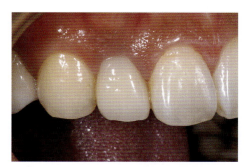

図❻ 術後。炎症のない健康な歯周組織を確認できる

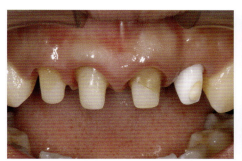

図❼a すでに歯肉縁下深くまで支台歯形成が行われていた

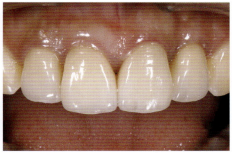

図❼b 術後、マイクロスコープを用いて注意深く余剰セメントを除去

く、その場合には注意が必要である（図5）。

3. ルーペやマイクロスコープによる拡大視野下で操作を行う

　ルーペやマイクロスコープの使用は、余剰セメントの取り残しを防ぐためには有効である。とくにマイクロスコープを用いた強拡大下では、同軸上の照明による明るい視野が得られ、肉眼では確認できなかった余剰セメントを確認できる。また、エアーを用いて乾燥させると識別が容易になり、歯肉溝もわずかに開くため、歯肉縁下の観察も可能となる（図8）。

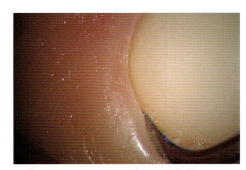

図❽ マイクロスコープ下での余剰セメントの除去

【参考文献】
1) 北原信也, 他：天然歯審美修復のセオリー図解 Q & A. クインテッセンス出版, 東京, 2017.
2) Agar JR, Cameron SM, Hughbanks JC, Parker MH: Cement removal from restoration luted to titanium with simulated subgingival margins. J Prosthet Dent, 78: 43-47, 1997.

第5章 臨床のヒント

4 補綴装置除去時の注意点

小泉寛恭 *Hiroyasu KOIZUMI*
日本大学歯学部　歯科理工学講座

🍃 歯科用金属によって製作されている補綴装置の除去

　歯科用金属によって製作されている補綴装置の除去の場合、図1で示したような除去用の歯科用カーバイドバーを使用する。カーバイドバーの素材は、炭化タングステン（WC）粉末と少量のコバルトを混合、焼結した超硬合金である[1]。この焼結体に、ダイヤモンドにて刃を刻みカーバイドバーとする。この刃部は極めて硬く、脆い性質があり、シャンク部のステンレス鋼と鑞づけあるいは電気溶接されている。

　使用時は、回転数および切削圧に注意しなければならない。回転数は使用説明書に最高許容回転数100,000回転／分とあるため、それ以下で使用する。高回転使用あるいは使用中の回転数の変更は、刃部の破折を起こし、医療事故発生の懸念もあるので避けるべきである。刃部の破折は、口腔内軟組織の損傷あるいは折れた刃部の誤飲、誤嚥の危険性がある。また、使用時の切削圧はソフトタッチで断続的に被切削物に押しつけるのが望ましい。陶材を使用した補綴装置の除去に際して歯科用カーバイドバーを使用する場合は、陶材の破折、チッピングが生じるので避けるのが望ましい。

　除去の方法としては、クラウンの頬側歯頸部に歯科用カーバイドバーをあてがい、スリットを咬合面に至るまで連続的に形成する。その際、内部の歯質あるいは築造体が見えることを確認する。形成したスリットに図2に示したようなリムービングドライバーの先端を挿入し、往復回転運動させ、クラウンのスリットを拡大する。スリットを拡大することによりセメントの接着が破壊され、クラウンが浮き上がり、除去可能となる。

　よく生じるミスとしては、頬側歯頸部のスリットの場所の不良とスリットの深さ不足が挙げられ

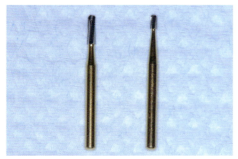

図❶　歯科用カーバイドバー（ミッドウエストカーバイドバー、左：♯1958、右：♯1931。デンツプライシロナ）

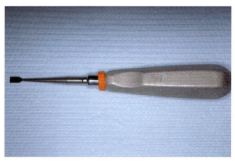

図❷　リムービングドライバー（YDM）

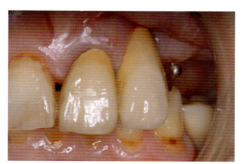

図❸　陶材焼付金属冠の連続冠除去の例

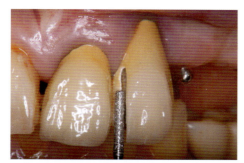

図❹　陶材焼付金属冠連結部の切断

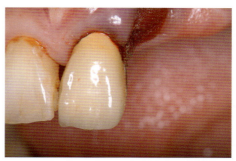

図❺　連結部を切断し、|2の抜歯処置を行った

る。クラウンの頬側歯頸部辺縁から、適切な深さできちんとスリットを入れるのが重要である。

セラミックスによって製作されている補綴装置の除去

　セラミックスによって製作されている補綴装置の除去の場合、前述した歯科用カーバイドバーの使用は、破折・チッピングなどが生じるため、避けるのが望ましい。破折、チッピングした陶材は割れたガラスと同じで、口腔内軟組織の損傷や口腔外への飛散（患者の目に入ることなど）を生ずる可能性があるので、注意が必要である。

　近年では、アルミナやジルコニアを主成分とした高強度のセラミックスを用いた補綴装置が、クラウンだけではなく、多数歯のブリッジやインプラント上部構造にも使用されてきている。これらのオールセラミック補綴装置や陶材焼付金属冠の除去には、地球上最も硬い物質であるダイヤモンドを研削材としたダイヤモンドポイントの使用が望ましい。ダイヤモンドポイントを使用することにより、陶材の破折、チッピングを生ずることなく補綴装置の除去が可能となる。

　実際の補綴装置除去例を図3〜5に示す。|1 2 に陶材焼付金属冠が装着されていた。冠は連続冠であり、|2は予後不良と判断し、切断後、抜歯処置を行うこととした（図3）。|1は保存予定であり、|1の陶材焼付金属冠を可能なかぎり損傷しないようにしながら、連結されている|2陶材焼付金属冠を切断した（図4）。この際、|1の陶材焼付金属冠への破折線の伝搬あるいはチッピングは認められなかった。連結部切断後、|2のみを抜歯し、連結部の形態を整えた（図5）。

　このように、セラミックスによって製作されている補綴装置の除去の際には、ダイヤモンドポイントを使用することにより、安全に行うことが可能である。

【参考文献】
1）宇尾基弘：切削・研削・研磨材．中嶌 裕，他（編）：スタンダード歯科理工学．学建書院，東京，2016：339-342．

第5章 臨床のヒント

5 在庫管理法

新谷明一[1,2] **新妻瑛紀**[1] **白鳥沙久良**[1]
Akikazu SHINYA　Akinori NIITSUMA　Sakura SHIRATORI

1) 日本歯科大学生命歯学部　歯科補綴学第2講座
2) Department of Prosthetic Dentistry and Biomaterials Science, Institute of Dentistry, University of Turku

歯科接着材料は劣化する

　多くの優れた材料が市場に存在し、歯科医師は症例に合わせて最適な材料を購入・使用することができる時代が訪れた。ほとんどの歯科医院では、少なくとも2種類以上のボンディング材、歯質用プライマー、セラミック／メタル用プライマーを所有していると思われる。また、それらを複合化したプライマーや接着性レジンセメントに付随するプライマーなどを含めると、多くの歯科医院が"接着材料長者"になっているのではないかと危惧している。

　プライマーが優れた接着性を示す理由には、接着性モノマーの存在がある[1]。接着性モノマーは、被着体とボンディング材やレジンセメントを化学的に結合させる役割をもっている。また、それらの材料を硬化させるために、多くの重合触媒が添加されている。つまり接着材料のほとんどは有機化合物であり、さまざまな外部因子によって劣化することが想定される。「材料の劣化(deterioration)」とは、「化学反応による主鎖切断に伴う物理的性質の変化により機能的に諸物性の低下をもたらすこと」と定義されている。劣化は熱・温度、水分・湿度、光、温度の変化のみではなく、振動・衝撃などの物理的力、酸化、加水分解、化学的分解、生分解、およびこれらが組み合わさった要因によって引き起こされると考えられている[2]。

　劣化が起こると、分子量低下や酸化物、低分子化合物、二重結合の生成などが起こり、結果として材料の諸物性の低下、着色、脆化、重合、その他各種機能の低下を示すようになる。また、含有される重合触媒が減少すれば、材料は硬化せず、まったく役に立たなくなる。

　さらに、もともと不安定な有機化合物である接着性モノマーを多種にわたりブレンドして利便性を高めたシングルステップボンド、マルチプライマーやセルフアドヒーシブレジンセメントなどは、生成直後から劣化が始まるともいわれているため、高度に設計された最新の歯科接着材料は、その材料管理法によって性能が左右される[3,4]。

材料の保管方法

　歯科接着材料としては、ボンディング材、各種プライマー、各種セメントおよびそれらの複合材料が挙げられる。表1～5に、それぞれのメーカーの代表的な材料の保管方法を示す。

　表から、それぞれの材料ごとに保管方法が異なることがわかる。材料の保管に際しては、これらの表を参考にすることで、材料の劣化を抑えることが可能といえる。この表に載っている内容はすべて製品添付文書に記載されている。製品添付文書には、他にも材料の正しい使い方や成分、使用上の注意点などが記載されている。新しい材料を購入したときや使い方が不明瞭であったときなどは、積極的にこの文書を読むことで、正しい情報に接することができる。

表❶ ボンディング材（続く）

メーカー	製品名	保管方法	保管温度	使用期限
ジーシー	G-ボンド　プラス	本品は冷暗所に保管し、一つの保管庫に大量に保管しない。使用及び保管場所には、消火装置を備える	1〜28℃	包装に記載
ジーシー	ユニフィルボンド	セルフエッチングプライマーは冷蔵庫に保管し、一つの保管庫に大量に保管しない。ボンディング材は冷暗所に保管する。使用及び保管場所には、消火装置を備える	2〜8℃	包装に記載
クラレノリタケデンタル	クリアフィル® メガボンド®2	冷蔵庫で保管し、直射日光、デンタルライト等の強い光が当たる場所や火気の近くに保管しないこと	2〜8℃	製造日から42ヵ月（包装に記載）
クラレノリタケデンタル	クリアフィル® トライエスボンド NDクイック	冷蔵庫で保管し、直射日光、デンタルライト等の強い光が当たる場所や火気の近くに保管しないこと	2〜8℃	製造日から42ヵ月（包装に記載）
クラレノリタケデンタル	クリアフィル® メガボンド®FA	冷蔵庫で保管し、直射日光、デンタルライト等の強い光が当たる場所や火気の近くに保管しないこと	2〜8℃	製造日から21ヵ月（包装に記載）
クラレノリタケデンタル	クリアフィル® DCボンド	冷蔵庫で保管し、直射日光、デンタルライト等の強い光が当たる場所や火気の近くに保管しないこと	2〜8℃	製造日から21ヵ月（包装に記載）
クラレノリタケデンタル	クリアフィル® ライナーボンドⅡΣ	冷蔵庫で保管し、直射日光、デンタルライト等の強い光が当たる場所や火気の近くに保管しないこと	2〜8℃	包装に記載
クラレノリタケデンタル	クリアフィル® フォトボンド ボンディングエイジェント	冷蔵庫で保管し、直射日光、デンタルライト等の強い光が当たる場所や火気の近くに保管しないこと	2〜8℃	包装に記載
クラレノリタケデンタル	クリアフィル® ニューボンド	冷蔵庫で保管し、直射日光、デンタルライト等の強い光が当たる場所や火気の近くに保管しないこと	2〜8℃	包装に記載
3M	シングルボンドプラス	ユージノール系製品と同じ場所には保管しない	2〜27℃	包装に記載
3M	スコッチボンド™ マルチパーパスプラス	高温または強い光にさらさない	10〜27℃	包装に記載
松風	フルオロボンドⅡ	直射日光及び火気を避けて、冷蔵庫で保管する	1〜10℃	包装に記載
松風	フルオロボンドシェイクワン	直射日光及び火気を避けて、冷蔵庫で、ボトル容器は横置き、逆さ置きを避けキャップが上に向くように保管する	1〜10℃	包装に記載
ヤマキン	アイゴスボンド	本材は冷蔵庫に保管し、直射日光、火気等を避けて、同一の保管庫には多量に保管しない。また、使用後は速やかに蓋を閉めて保管する。使用場所及び保管場所には消火器具を備えること	1〜10℃	包装に記載

　また、使用期限に関しても、決められた保管方法にて保管した場合に使用できる期限となっているため、開封前後にかかわらず、上記の条件を厳守する必要がある。

 在庫管理の最適化

　近年の材料開発は、治療ステップと使用材料を減らし、術者フレンドリーな方向へとシフトしている。エナメル質のみならず、象牙質に対しても

表❶ （続き）ボンディング材

メーカー	製品名	保管方法	保管温度	使用期限
トクヤマデンタル	トクヤマボンドフォースⅡ	高温、多湿、直射日光、火気を避けて保管し、長期間使用しない場合は、屋外環境の影響を受けにくい場所（冷暗所等の涼しい場所など）に保管する	0〜25℃	包装に記載
	トクヤマボンドフォースⅡ Pen	高温、多湿、直射日光、火気を避けて保管し、長期間使用しない場合は、屋外環境の影響を受けにくい場所（冷暗所等の涼しい場所など）に保管する	0〜25℃	包装に記載
	ワンナップボンドFプラス	高温、多湿、直射日光、火気を避けて冷蔵庫で保管する	0〜10℃	包装に記載
	トクソーマックボンドⅡ	高温、多湿、直射日光、火気を避けて冷蔵庫で保管する	0〜10℃	包装に記載
	トクソーライトボンド	高温、多湿、直射日光、火気を避けて冷蔵庫で保管する	0〜10℃	包装に記載
サンメディカル	AQボンドSP	ボンド、キャタスポンジは多湿、直射日光を避け、購入後は冷蔵庫で保管する	記載なし	2年7ヵ月
	スーパーボンドDライナーデュアル	リキッド、表面処理材グリーンは多湿、直射日光を避け、温度変化の少ない室温で保管する。キャタリストVは多湿、直射日光、火気、極端な温度変化を避け、室温または冷蔵庫内で保管する	リキッド、表面処理材グリーン：1〜30℃、キャタリストV：1〜30℃または1〜10℃で温度変化を避ける	包装に記載
	i-TFC ルミナスボンド	ボンド、キャタブラシは多湿、直射日光を避け、購入後は冷蔵庫で保管する	記載なし	包装に記載
	i-TFC ボンド	ボンド、ボンドブラシは多湿、直射日光を避け、購入後、ボンドは冷蔵庫で保管する	記載なし	包装に記載
Kerr	オプチボンドXTR	冷蔵保存。直射日光、デンタルライト等の強い光があたる場所、及び火気の近くには置かない	2〜8℃	包装に記載
	オプチボンドオールインワン	冷蔵保存。直射日光、デンタルライト等の強い光があたる場所、及び火気の近くには置かない	2〜8℃	包装に記載
	オプチボンドソロプラス	高温多湿を避けて室温で保管し直射日光、デンタルライト等の強い光があたる場所に置かない	記載なし	24ヵ月
デンツプライシロナ	クシーノJP	直射日光を避けて冷蔵庫で保管する	0〜10℃	包装に記載
	アブソリュート2	火気及び直射日光を避けて保管する	1〜15℃	包装に記載
	プライム＆ボンドNT	換気の良い場所で直射日光を避け保管する	10〜24℃	包装に記載
Bisco	オールボンドユニバーサル	高温多湿を避け暗所に保管する	2〜25℃	包装に記載

予知性の高い接着強さが得られるようになった昨今では、そのような方向へと開発が進むことは正常な進化への道であるといえる。しかしながら、その過渡期である現在は、多岐にわたる材料が市場に溢れており、材料選択を困難にしている。それら混沌とした材料群から、それぞれの用途を理解し症例に合わせた選択ができるか否かが臨床を成功に導くポイントとなっており、かつ、管理す

表❷ 多目的プライマー

メーカー	製品名	保管方法	保管温度	使用期限
ジーシー	G-プレミオボンド	冷暗所に保管し、一つの保管庫に大量に保管しない	1～25℃	包装に記載
クラレ ノリタケ デンタル	クリアフィル® ユニバーサルボンド Quick	冷蔵庫で保管し、直射日光、デンタルライト等の強い光が当たる場所や火気の近くに保管しない	2～8℃	42ヵ月 (包装に記載)
3M	スコッチボンド™ ユニバーサルアドヒーシブ	火気の近くに保管しない	2～25℃	包装に記載
松風	ビューティボンドマルチ	高温、多湿、直射日光、火気等を避けて、冷蔵庫で保管する	1～10℃	包装に記載
トクヤマ デンタル	ボンドマー ライトレス	高温、多湿、直射日光、火気を避けて冷蔵庫内で保管すること	0～10℃	包装に記載

表❸ 装置用プライマー（続く）

メーカー	製品名	保管方法	保管温度	使用期限
ジーシー	G-マルチプライマー	容器の蓋が確実に締められていることを確認の後、冷暗所にて保管する	4～25℃	包装に記載
	セラミックプライマーⅡ	容器のキャップが確実に締められていることを確認し、冷暗所に保管する。一つの保管場所に大量に保管しない	4～25℃	包装に記載
	メタルプライマーZ	火気厳禁の冷暗所に保管する。一つの保管場所に大量に保管しない。使用及び保管場所には消火装置を備える	4～25℃	包装に記載
	コンポジットプライマー	直射日光を避け、冷暗所で保管する．一つの保管庫に大量に保管しない．使用及び保管場所には、消火装置を備える	4～25℃	包装に記載
クラレ ノリタケ デンタル	クリアフィル® セラミックプライマープラス	直射日光、デンタルライト等の強い光が当たる場所や火気の近くに置かないこと。また、使用する際は室温に取り出して15分以上経過してから使用する	2～8℃	36ヵ月 (包装に記載)
	クリアフィル® ポーセレンボンド アクティベーター	冷蔵庫で保管し、直射日光等の近くに置かない	2～8℃	包装に記載
	アロイプライマー	直射日光、デンタルライト等の強い光が当たる場所に置かない。キャップを外したまま放置すると揮発成分が蒸散することがあるため、使用後は速やかに且つ確実にキャップを閉める。引火性のため、火気に注意する	2～25℃	24ヵ月 (包装に記載)
3M	リライエックス™ セラミックプライマー	高温または直射日光にさらされず、火気の近くに保管しない。また、ユージノールを含有する製品の近くで保管しない	2～27℃	包装に記載
松風	AZプライマー	室温で、火気厳禁の暗所に保管する	1～30℃	包装に記載
	ブロックHCセム HCプライマー	高温、多湿、直射日光、火気等を避けて、冷蔵庫で保管する	1～10℃	包装に記載
	メタルリンク	直射日光、火気を避けて、室温で保管する	1～30℃	包装に記載
	松風ポーセレンプライマー	室温で、火気厳禁の暗所に保管する	1～30℃	包装に記載
トクヤマ デンタル	トクヤマ ユニバーサルプライマー	高温、多湿、直射日光、火気を避けて冷蔵庫内で保管する	0～10℃	包装に記載
	メタルタイト	高温、多湿、直射日光などを避けて火気厳禁で保管する	0～25℃	包装に記載

5 在庫管理法　147

表❸ （続き）装置用プライマー

メーカー	製品名	保管方法	保管温度	使用期限
サンメディカル	スーパーボンド PZ プライマー	多湿、直射日光を避け、室温で保管する	1〜30℃	包装に記載
	V- プライマー	多湿、直射日光を避け、室温で保管する	1〜30℃	包装に記載
	メタファスト ボンディングライナー	液材とボンディングライナーは火気厳禁。多湿、直射日光を避け、室温の暗所にて保管する。また、同一保管場所に大量に保管しない	1〜30℃	包装に記載
Kerr	シランプライマー	可燃性であるので、火気近くや、高温多湿を避けて保管する	記載なし	包装に記載
Bisco	Z プライムプラス	直射日光、高温多湿を避け暗所で保管する	2〜25℃	包装に記載
	ビスシラン　A液　B液	直射日光、高温多湿を避け暗所で保管する	20〜25℃	包装に記載
	ポーセレンプライマー	直射日光、高温多湿を避け暗所に保管する	2〜8℃	包装に記載

表❹ 歯質用プライマーおよび表面処理剤

メーカー	製品名	保管方法	保管温度	使用期限
ジーシー	ジーセム ONE 接着強化プライマー	直射日光、高温多湿、過酸化水素水に隣接した場所を避け、室温で保管し、長期間使用しない場合は冷蔵庫で保管する	4〜25℃	包装に記載
	G- プレミオボンド DCA	冷暗所もしくは冷蔵保管し、同じ保管庫に大量に保管しない。また、過酸化水素水に隣接した場所を避ける	4〜25℃	包装に記載
クラレノリタケデンタル	クリアフィル® DC アクティベーター	冷蔵庫で保管し、直射日光、デンタルライト等の強い光が当たる場所や火気の近くに保管しないこと	2〜8℃	包装に記載
	パナビア® トゥースプライマー	直射日光、デンタルライト等の強い光が当たる場所に置かないこと。また、室温に取り出して15分以上経過してから使用する	2〜8℃	36ヵ月 （包装に記載）
松風	ビューティボンド マルチ PR プラス	高温、多湿、直射日光、火気等を避けて、室温で保管し、同一保管庫に大量に保管しない	1〜30℃	包装に記載
	ブロック HC セムプライマー A	高温、多湿、直射日光、火気等を避けて、冷蔵庫で保管する	1〜10℃	包装に記載
	ブロック HC セムプライマー B	高温、多湿、直射日光、火気等を避けて、冷蔵庫で保管する	1〜10℃	包装に記載
	レジセム　プライマー A	直射日光及び火気を避けて冷蔵庫で保管する	1〜10℃	包装に記載
	レジセム　プライマー B	直射日光及び火気を避けて冷蔵庫で保管する	1〜10℃	包装に記載
トクヤマデンタル	トクヤママルチボンドⅡ プライマー	高温、多湿、直射日光、火気を避けて冷蔵庫内で保管すること	0〜10℃	包装に記載
	トクヤママルチボンド セルフエッチングプライマー	高温、多湿、直射日光、火気を避けて冷蔵庫内で保管すること	0〜10℃	包装に記載
	トクソーライトボンド プライマー	高温、多湿、直射日光、火気を避けて保管する	0〜25℃	包装に記載
サンメディカル	ティースプライマー	多湿、直射日光を避け、温度変化の少ない室温で保管する	1〜30℃	包装に記載
	表面処理剤レッド	多湿、直射日光を避け、温度変化の少ない室温で保管する	1〜30℃	包装に記載
	表面処理剤高粘度レッド	多湿、直射日光を避け、温度変化の少ない室温で保管する	1〜30℃	包装に記載
	表面処理剤グリーン	多湿、直射日光を避け、温度変化の少ない室温で保管する	1〜30℃	包装に記載
	表面処理剤高粘度グリーン	多湿、直射日光を避け、温度変化の少ない室温で保管する	1〜30℃	包装に記載

表❺ レジンセメント（続く）

メーカー	製品名	保管方法	保管温度	使用期限
ジーシー	ジーセム　リンクフォース	過酸化水素水に隣接した場所を避けた冷蔵庫に保管し、一つの保管庫に大量に保管しない	2〜8℃	包装に記載
	ジーセム　リンクエース	直射日光、高温多湿を避け、室温で保管する	4〜25℃	包装に記載
	ジーセム　ONE	直射日光、高温多湿、過酸化水素水に隣接した場所を避け、室温で保管し、長期間使用しない場合は冷蔵庫で保管する	4〜25℃	包装に記載
	ジーセム　セラスマート	直射日光、高温多湿を避け、室温で保管し、長期間使用しない場合は冷蔵庫で保管する	4〜25℃	包装に記載
クラレノリタケデンタル	パナビアV5	直射日光、デンタルライト等の強い光が当たる場所に置かないこと。また、使用する際は室温に取り出して15分以上経過してから使用する	2〜8℃	36ヵ月（包装に記載）
	パナビアF2.0	冷蔵庫で保管し、直射日光、デンタルライト等の強い光が当たる場所に置かない	2〜8℃	24ヵ月（包装に記載）
	SAルーティング®プラス	直射日光、デンタルライト等の強い光が当たる場所に置かない	2〜25℃	36ヵ月（包装に記載）
	SAセメントプラスオートミックス®	直射日光、デンタルライト等の強い光が当たる場所に置かない	2〜25℃	36ヵ月（包装に記載）
	クラパール	冷蔵庫で保管する	2〜8℃	包装に記載
3M	リライエックスアルティメットレジンセメント	高温又は直射日光にさらさず、ユージノール系製品と同じ場所に保管しない	15〜25℃	使用期限内の開封後6ヵ月以内（包装に記載）湿度によって硬化が加速される恐れあり
	リライエックスユニセム2オートミックス・クリッカーセメント	高温又は直射日光にさらさず、ユージノール系製品と同じ場所に保管しない	15〜25℃	使用期限内の開封後6ヵ月以内（包装に記載）湿度によって硬化が加速される恐れあり
	リライエックスベニアセメント	高温又は直射日光にさらさず、ユージノール系製品と同じ場所に保管しない。冷蔵保管した場合は、使用前に室温に戻す	10〜27℃	包装に記載
松風	ブロックHCセム	高温、多湿、直射日光、火気等を避けて、冷蔵庫で保管する	1〜10℃	包装に記載
	レジセム	直射日光及び火気を避けて冷蔵庫で保管する	1〜11℃	包装に記載
	ビューティセム　SAハンド・オートミキシング	高温、多湿、直射日光、火気等を避けて、冷蔵庫で保管する	1〜12℃	包装に記載
トクヤマデンタル	エステセムⅡ	高温、多湿、直射日光、火気を避けて冷蔵庫内で保管する	0〜10℃	包装に記載
	トクヤママルチボンドⅡ	高温、多湿、直射日光、火気を避けて冷蔵庫内の暗所で保管する	0〜10℃	包装に記載

べき在庫を最小限にすることも可能とする。

　あまりに多くの材料を所有するがゆえに、一つひとつの使用機会が減ることで、保存期間の長期化に起因する材料劣化を招いてしまっては、本末転倒の結果となってしまう。材料管理とは、自身の日常臨床のスタイルを理解し、それに適した材料の選択を行うことで、使用頻度の低い材料をなるべく減らし、在庫管理の最適化を行うことにあるのではないであろうか。

　最後に、先に述べたとおり、すべての材料はボトリング直後から劣化が始まり、メーカー推奨の保管方法を厳密に守ったとしても、劣化のスピー

表❺　レジンセメント（続き）

メーカー	製品名	保管方法	保管温度	使用期限
サンメディカル	スーパーボンド	モノマー液、クイックモノマー液、キャタリストⅤ、ティースプライマーは火気厳禁。多湿、直射日光を避け、温度変化の少ない室温で保管する	1～30℃	包装に記載
	ケミエースⅡ	液材は冷蔵庫に保管する。粉材及び表面処理剤グリーンは、多湿、直射日光を避け、室温にて保管する	1～30℃	包装に記載
Kerr	マックスセム　エリート	高温多湿、直射日光、デンタルライト等の強い光があたる場所、水分、腐食性薬材及びその蒸気の暴露を避け、外圧（物理的負荷）及び汚染を受けない所で保管する	記載なし	24ヵ月、開封後6ヵ月（包装に記載）
	マックスセムエリート　クロマ	高温多湿、直射日光、デンタルライト等の強い光があたる場所、水分、腐食性薬材及びその蒸気の暴露を避け、外圧（物理的負荷）及び汚染を受けない所で保管する。冷蔵庫で保管する場合は、ペーストを室温に戻してから使用する	4～25℃	18ヵ月、開封後6ヵ月（包装に記載）
	エヌ・エックス・スリー（XTR）	高温多湿を避けて室温で保管し直射日光、デンタルライト等の強い光があたる場所に置かない	記載なし	24ヵ月（包装に記載）
デンツプライシロナ	スマートセム	直射日光及び高温多湿を避けて保管する	記載なし	製造から24ヵ月（包装に記載）
	クシーノセムプラス	直射日光及び高温多湿を避けて保管する	1～25℃	包装に記載
Bisco	デュオリンク	直射日光、高温多湿を避け暗所に保管する	2～8℃	包装に記載
	デュオリンクユニバーサル	室温保管	20～25℃	包装に記載
	セラセム	室温保管	20～25℃	包装に記載
	e-セメント	室温保管	20～25℃	包装に記載
	ビスセム	冷蔵庫で保存する。使用前に室温に戻す	2～8℃	包装に記載
	チョイス2	室温保管	20～25℃	包装に記載
DMG	パーマセム2.0	直射日光及び多湿を避けて保管する	2～8℃	包装に記載
	パーマセムデュアル	多湿を避けて保管する	2～25℃	包装に記載
	ヴィティック（Vitique）	多湿を避けて室温で保管する。使用後はすぐにふたを閉める	15～25℃	包装に記載

ドを遅くできるにすぎない。つまり、多くの材料を保有し、後生大事に使っていては、時間の経過とともにその性能が低下してしまう。多くの症例に対して材料を正しく使い、使用サイクルを短くすることで、材料をつねに新鮮な状態に保つことが、材料管理のポイントであると考える。

【参考文献】
1）日本接着歯学会（編）：接着歯学 第2版. 医歯薬出版，東京，2015：129-140.
2）Torikai. A: Angew. Makromol. Chem., 216-225, 1994.
3）岡田英俊，他：ボンディング材の保管および操作条件がエナメル質との接着強さに及ぼす影響. 日歯保存誌，50：174-186，2007.
4）藤田 光，他：保管期間によるワンステップボンディング材の変性. 日歯保存誌，58：398-405，2015.

第5章　臨床のヒント

6 セット後の口腔保持時間

髙垣智博 *Tomohiro TAKAGAKI*
東京医科歯科大学大学院　医歯学総合研究科　口腔機能再構築学講座　う蝕制御学分野

接着性レジンセメントの重合メカニズムとその特徴

1．化学重合

常温化学重合型として従来から用いられてきた重合方式で、重合開始剤ならびに重合促進剤を、ユニバーサルペーストならびにキャタリストペーストに分割して配合し、両者を練和することにより重合が開始される。局在した重合を引き起こしにくく、比較的長い時間をかけて重合する。

2．光重合

可視光線を照射して重合するタイプで、おもに青色光に光吸収ピークをもつカンファーキノンを光増感剤として用いる。近年の接着性レジンセメントでは、化学重合と併用したデュアルキュアタイプが主流である。比較的短い時間で高い重合率が得られる反面、照射光の入射方向ならびに入射量によって重合にばらつきが発生しやすく、収縮の局在性によるギャップの形成などが懸念される場合がある。

3．接触重合

光の到達しにくい修復物下においては、レジンセメント－修復物界面よりも、レジンセメント－歯質界面が重合不足に陥りやすい。歯質側に塗布したプライマー、もしくはボンドに重合促進剤を配合することで、レジンセメント－歯質界面においてレジンセメントの重合が促進され（図1）、より強固で安定した接着によって修復物と歯質の一体化を図ることができる（表1）。口腔保持時間や、操作余裕時間に影響を及ぼすため、処理剤による接触重合の有無を把握することは重要である。

口腔内保持時間が及ぼす影響

口腔内で修復物を装着する際、一般的にはラバーダム防湿もしくはロールワッテなどを用いた簡易防湿により治療部位への唾液の浸入防止を図る。セメントの硬化が一定以上に達するまでに水分が浸入すると、セメント材料の物性低下を生じ、

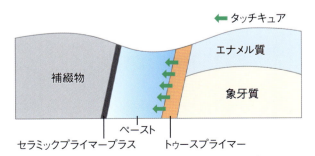

図❶　パナビアV5（クラレノリタケデンタル）における接触重合の原理

表❶　パナビアV5（クラレノリタケデンタル）における各条件下での操作時間と最終硬化時間

ペーストの操作時間	
トゥースプライマーと接触した場合（37℃）	60秒
ペースト単体（23℃）	2分

ペーストの最終硬化時間	
トゥースプライマーと接触した場合（37℃）	3分
ペースト単体（37℃）	5分
ペースト単体（23℃）	10分

表❷　スーパーボンド®（サンメディカル）のキャタリスト混和比の違いが硬化時間に及ぼす影響[1]

ポリマー粉末	ポリマー量（カップ）	クイックモノマー液（滴）	キャタリストV（滴）	操作時間 23℃	硬化時間 37℃	引張接着強さ（MPa）
混和クリア	1.0	3	1	1分	6分	17
		4		2分	8分	
		5		2分20秒	9分	

マージンの着色、摩耗、さらには脱離など、予後に悪影響を及ぼすことが懸念される。

1．従来型の合着用レジンセメントの口腔内保持時間

一般的に、金属鋳造冠のセットに使用されているグラスアイオノマー系のセメントは、多くの製品において3分程度の口腔内保持時間が指示されている。硬化時の水分の存在は、セメントの物性を大きく低下させるため、注意が必要である。

2．化学重合型レジンセメントの口腔内保持時間

MMA系接着性レジンセメントであるスーパーボンド®（サンメディカル）は現在も臨床で頻用されているが、混和法での口腔内保持時間は、混和時の冷却の有無、モノマーとキャタリストの比率（表2）、使用するモノマーのタイプによって異なるものの、セメントの硬化待ち時間としては、5〜8分程度が推奨されている。

3．デュアルキュア型接着性レジンセメントの口腔内保持時間

近年のCAD/CAMレジン冠の保険導入もあり、デュアルキュア型接着性レジンセメントの使用頻度が増加している。デュアルキュア型接着性レジンセメントにおいては、光重合も併用できることから、口腔内保持時間の指示もメーカーによってさまざまである。余剰セメントの除去法も、光照射によって半硬化した状態で除去するいわゆる「タックキュア」法や、付属の小筆を用いて硬化前に余剰セメントを除去後、光照射を行う方法の2つが主として行われている。

1）光を透過しない歯冠修復材料の場合

基本的には、化学重合型レジンセメントと同様に、メーカーの指示する保持時間を遵守する必要がある。製品によって3〜8分とばらつきがあるが、添付文書に従い、口腔内保持時間を決定する。余剰セメント除去後のマージンからの光照射を推奨する製品もあり、とくに保持時間中の防湿の維持が難しい症例では実施したいところである。

2）光を透過する歯冠修復材料の場合

修復物の上から光照射ができるため、余剰セメントの除去後に保持時間を待たずに光によるセメントの重合を実施できる。光照射器の仕様に依存するものの、多くの製品が20秒以上の光照射を多面的に実施し、十分な硬化を得ることを推奨している。また、修復材料を透過することで光は大きく減衰されるため、高出力の照射器での十分な光照射が推奨されている。

保持時間と最終的な光照射によるセメント硬化のタイミング

近年導入されたCAD/CAMレジン冠において、装着後の比較的短期間に脱離が頻発していることが報告されている（図2）。また、臨床の現場では、デュアルキュア型接着性レジンセメントで接着したフルジルコニアクラウンが当日中に脱離するケースも発生している。冠内面への処理が十分に実施されていない場合が多く、修復物側への処理の重要性はいうまでもない。

近年の報告[3]では、歯質側にプライマー処理を実施しないセルフアドヒーシブセメントを使用し、待機時間なしで光照射を実施した際には、セメント厚100μmの状況下でも歯質－セメント界面において、大きく剥離することが確認された（図3、4）。

歯質側の前処理にプライマーを併用することで多くのギャップは抑制されたが、保持時間を60秒おいてから光照射した群では、直後に光照射した

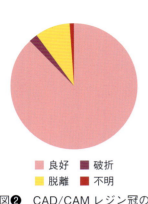

図❷ CAD/CAMレジン冠の装着後6ヵ月予後[2]

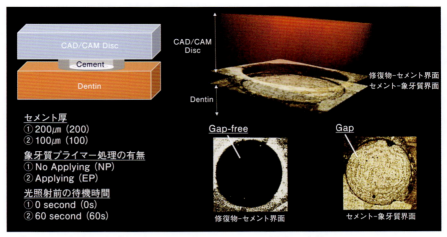

図❸ 光干渉断層計（OCT）を用いたリアルタイム観察の方法

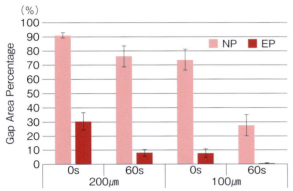

図❹ 歯質－レジンセメント界面におけるギャップ形成量（NP：プライマーなし、EP：プライマー併用）

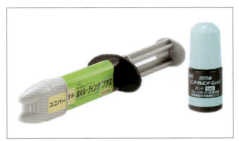

図❺ ユニバーサルボンドによる前処理併用が可能なセルフアドヒーシブレジンセメント（左：SAルーティングプラス、右：クリアフィルユニバーサルボンドQuick。ともにクラレノリタケデンタル）

群と比較して有意にギャップ形成が少なかった。光照射によって、上部セメント粘度の急速な増加に伴い、上方向への重合収縮が開始され、底部セメント－歯質界面での化学的な反応を妨げる可能性が示唆された。デュアルキュア型レジンセメントの光照射開始前3～5分の待機時間が、セメントの機械的強度を減少させることなく収縮応力を低減し、窩底部象牙質接着強さを向上させることも報告されている[4,5]。

臨床においては、脱離が懸念される症例に対しては可能なかぎり歯面処理を実施し、最終光重合までに余剰セメントの除去などをしっかりと実施して、性急な最終光重合は避けるのが望ましいと考えられる。近年では、セルフアドヒーシブセメントの歯面処理にユニバーサルボンドが併用可能なレジンセメントも発売されており（図5）、より確かな歯冠修復の予後のためにも積極的な使用が推奨される。

【参考文献】
1) サンメディカル：スーパーボンド超使いこなしガイド．
2) 末瀬一彦，他：日本デジタル歯科学会雑誌，5：85-93, 2015.
3) 林 樹莉，他：新規自己接着性レジンセメントの象牙質接着界面におけるOCTリアルタイム観察．第36回 日本接着歯学会学術大会．
4) Pereira RD, et al: Effect of Photoactivation Timing on the Mechanical Properties of Resin Cements and Bond Strength of Fiberglass Post to Root Dentin. Oper Dent, Sep-Oct; 40(5): E206-221, 2015.
5) Soares CJ, et al: Delayed Photo-activation Effects on Mechanical Properties of Dual Cured Resin Cements and Finite Element Analysis of Shrinkage Stresses in Teeth Restored With Ceramic Inlays. Oper Dent. Sep-Oct; 41(5): 491-500, 2016.

第5章 臨床のヒント

7 歯冠補綴治療において接着が成功するための歯科技工士とのコミュニケーション

小峰 太 *Futoshi KOMINE*
日本大学歯学部　歯科補綴学第Ⅲ講座

歯科治療において、歯科技工士の果たす役割は非常に大きい。歯冠補綴装置、可撤性補綴装置、インプラント上部構造、矯正装置などは、歯科技工士が製作を担当する。歯科技工士が製作した装置で、診療室で接着を必要とするものの代表が、歯冠補綴装置である。そこで本項では、歯科技工士が製作した歯冠補綴装置の接着操作および円滑なコミュニケーションについて提示する。

必要な知識と適切な指示

歯冠補綴領域で、接着が必要な症例としては、オールセラミック補綴装置、CAD/CAMレジン冠、ポーセレンラミネートベニア、接着ブリッジ、ファイバーポストなどである（「装着材料の種類と用途」参照）。

歯科技工士に必要な知識として、セラミックスあるいはレジン系材料の基本的性質、特徴の理解が挙げられる。たとえば、歯科用セラミックスには数種類あり、各セラミック材料で成分構成や機械的物性が異なる。歯科医師は、使用するセラミック材料に適した表面処理および装着材料での装着を行わなければならない。そのため、歯科技工士もレジン系装着材料の接着メカニズムおよび歯冠補綴装置の接着術式を理解することが必要となる。それには、歯科技工士も実際の口腔内装着に立ち会うとたいへん参考になり、さらには自分の製作した歯冠補綴装置の装着結果を目の当たりにすることもできる（**表1**）。

現在では、インプラント上部構造製作に際しても、技工室サイドで接着技法を使用することがあるため、金属材料を含めた接着に関する知識も大切である（P.110 第3章8項参照）。

ポーセレンラミネートベニア（長石系陶材使用）での治療を行う例を**図1**に示す。歯科技工士はラミネートベニアを製作後、陶材に適した接着前処理として、ラミネートベニア内面に対してアルミナブラスト処理、あるいはフッ化水素酸処理を行う。この状態で、歯科医院に納品する。診療室では、患者の口腔内に試適後に、理想的にはラミネートベニア内面に対してアルミナブラスト処理、あるいはフッ化水素酸処理を行う。しかし、診療室にサンドブラスターがない場合は、技工室でのアルミナブラスト処理が行われていれば、唾液などの汚染除去の目的でリン酸ゲルで洗浄することもある。そのため、歯科医師は診療室の環境により、技工指示書にアルミナブラスト処理の有無を記載する必要がある。

歯科医師から技工内容に関する適切な指示をすることが、歯科技工士とのコミュニケーションでは重要である。そのためには、正確な技工指示書の作成が求められる（**図2**）。適切な技工指示書なくして、良質な歯冠補綴治療を提供することはできないといっても過言ではないと考える。さらには、歯科医師による適切な支台歯形成、印象採得、咬合採得を行うことが、接着操作以前の大前提であることを忘れてはならない（**表2**）。

表❶ 接着に関して歯科技工士が理解すべき事項

| 1．歯冠補綴材料の基本的性質、特徴 |
| 2．レジン系装着材料の接着メカニズム |
| 3．歯冠補綴装置の接着ステップ |

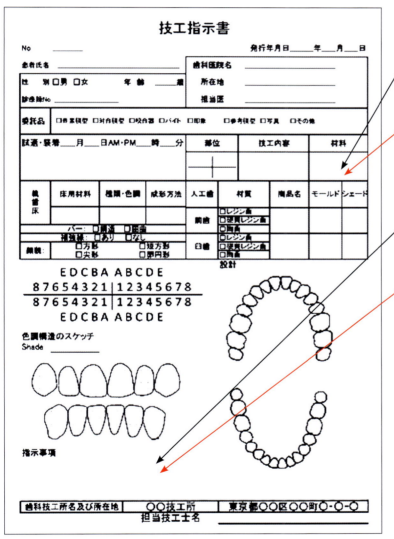

図❶ 歯科技工室と診療室とのコミュニケーション（例：ポーセレンラミネートベニアによる治療）

図❷ 技工指示書への記入例

表❷ 歯科医師が歯科技工とのコミュニケーションに必要な事項

| ①歯冠補綴材料、レジン系装着材料、接着ステップを理解する |
| ②適切な技工指示書を作成する |
| ③適切な支台歯形成、印象採得、咬合採得を行う |

　歯科医療は歯科医師、歯科技工士、歯科衛生士などスタッフが中心になる。そのなかでも、歯冠補綴治療は歯科技工士なしでは治療不可能である。また、歯科技工士との適切なコミュニケーションにより、国民に良質な歯科医療の提供が可能となると考える。

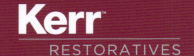

マックスセム エリート クロマ
接着性レジンセメント

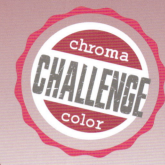

除去のタイミングを**色**でお知らせ！

さらに・・
一塊で**かんたん**除去！

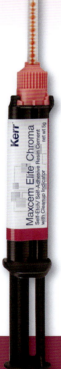

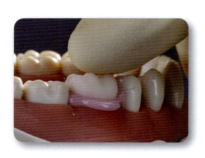 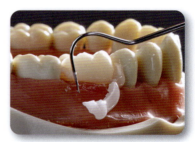

Maxcem Elite™ Chroma
Self-Etch/ Self-Adhesive Resin Cement with Cleanup Indicator

管理医療機器　歯科接着用レジンセメント　医療機器認証番号：228ADBZX00053000

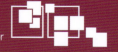

カボ デンタル システムズ ジャパン株式会社
〒140-0001 東京都品川区北品川 4-7-35 御殿山トラストタワー15F
カー製品担当 TEL:03-6866-7272　FAX:03-6866-7273
http://www.kavo.jp

column 2　口腔内スキャナー活用法

中村昇司 *Shoji NAKAMURA*　東京都・八重洲歯科診療所

　現在、口腔内スキャナー（Intra Oral Scanner：以下、IOS）が注目を集めている。ここではIOSを何のために使うかを考えてみたい。

　簡単にいうと、IOS 口腔内形状などをデータとして採得するための道具である。従来の練成印象材の代わりに光学印象を行い、石膏模型の代わりにバーチャルモデルを構築し、修復物・補綴装置、または矯正装置や、サージカルガイドの作製などを行う。また、シェードテイキングを実施可能なIOS も登場している。

　歯科医院によっては、修復・補綴処置を中心に治療している場合もあるだろうし、インプラントが中心の場合もあると思う。また、矯正治療中心の場合もあれば、すべてを院内で行う場合もあると思う。したがって、術者は診療形態とIOSのマッチングを理解して、IOS を活用することが大切だと考える。

　現在のデジタル技術の進歩を考えれば、いずれ私たちは、IOSといわないまでも、何らかのデジタル技術と付き合っていかなければならない。この状況を鑑みて、IOS を導入するか否か、また、導入するのであれば、機種ごとの特徴を把握し、どの機種を選択するかを考慮するべきだと思う。

　実例として、当院におけるIOS をはじめとするデジタルワークフローに関して簡単に解説する。

　当院で使用しているシステムは、チェアーサイド型歯科用 CAD/CAM システム CEREC（デンツプライシロナ）である（図1）。

　CEREC の基本は、チェアーサイドにおける直接法のワンデートリートメントである。このことから、当院では前歯や臼歯などの歯種や歯数にかかわらず、単冠のワンデートリートメントであればIOS による光学印象採得を行う直接法がメインとなっている。

　治療対象が4歯以上であれば時間の関係上ワンデーとはいかなくなるが、多くの症例でワンデートリートメントが基本となっている。また、3ユニットまでのブリッジも、ジルコニアや二ケイ酸リチウムブロックを用いてチェアーサイドにて対応している。

　一方、高度な審美領域やそれ以上のジルコニアブリッジに関しては、光学印象採得を行い、デジタルデータのみをラボに送り、フルカントゥアジルコニア補綴物の作製を依頼している。ほかに、インプラントにおけるサージカルガイドの設計から作製も行っている。

　この流れのなかで、当診療所では原則、作業用模型が介在していない（さまざまなご意見があるとは思うが……）。

　この一連のワークフローは、当院に関しては"きれいな流れ"として自分なりに納得でき、滞りなく進行しており、スタッフもこの流れに沿って診療している。

　IOS の導入と活用を検討するのであれば、個々の歯科医院の状況から適したシステム、道具を選択することが大切であろう。もし導入したのであれば、ともかく道具は使用することが重要である。適切な IOS 活用が、適切なアウトプットを生み出すことに繋がっていく。

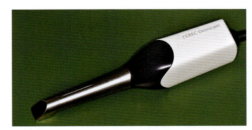

図❶　チェアーサイド型歯科用 CAD/CAM システム CEREC Omnicam（デンツプライシロナ）。口腔内における形態情報を正確に光学印象採得することが可能

接着臨床 私のオススメ「逸品」紹介

エステセム Ⅱ
トクヤマデンタル

大谷一紀 Kazunori OTANI
東京都・大谷歯科クリニック

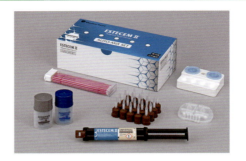

　２液性の化学重合タイプのボンディング材を修復物と支台歯の両方に塗布、乾燥後、レジンセメントで修復物を接着させるレジン系装着材料である。
　ボンディング材であるボンドマー ライトレスは、ボンディング材としての役割だけでなく、各種セラミック材料（長石陶材、二ケイ酸リチウム含有ガラスセラミックス、ジルコニアセラミックス）の歯面処理材として使用できるため、接着前に煩雑な前処理をすることなく、１ステップの前処置で完結する。また、レジンセメント使用時は装着時のセメント除去余裕時間が短いため、３もしくは４本以上の複数の修復物を同時に装着することが困難なことが多い。しかし、本製品は仮照射後に余剰セメントを除去する十分な時間があるため、多数歯症例であっても一度に装着可能なシステムである。

スティックンプレイス®
STIK-N-PLACE®
DIRECTA

三浦賞子 Shoko MIURA
東北大学大学院歯学研究科
分子・再生歯科補綴学分野

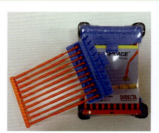
▲先端部はプラスチックカバーで保護されている

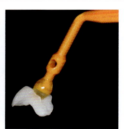
▲スティックンプレイスによるセラミックインレーの保持

　「鳥黐（とりもち）」をご存知だろうか？　鳥や虫を捕えるための粘着性の物質で、黐竿（もちざお）と呼ばれる竿の先に塗りつけ、直接獲物にくっつけて捕獲する道具である。
　今回紹介するスティックンプレイス®は、修復物を口腔内に落とすことなく安全に試適・装着するための、いわば修復物用とりもち、である。ディスポーザブルの粘着性保持器具で、柄部の先端に強力な粘着物質が付いており、修復物をしっかりと保持し、治療対象歯への装着を安心・安全に行うことが可能である。インレー、クラウン、ポスト、根面板、セラミックシェルなどの小さな修復物の装着時にピンセットや手指では把持することが難しい場合、大臼歯への装着で手が届かない場合、またシラン処理などの接着前操作を行った後、手指で修復物内面を触れないよう注意が必要な場合など、スティックンプレイス®を使用すれば、安心して接着操作が行うことが可能であるため、重宝している。

グレースフィル® ゼロフロー
ジーシー

高見澤俊樹 Toshiki TAKAMIZAWA
日本大学歯学部　保存学教室修復学講座

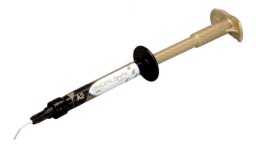

　フロアブルレジンは、簡便な操作性とともにさまざまな用途に使用可能なところから、筆者にとっては欠くことのできない修復材料のひとつである。とくに、ジーシーグレースフィルシリーズのゼロフローは、優れた機械的性質と良好な操作性を有するところから、紹介したいフロアブルレジンである。
　ゼロフローは、糸曳き性が少なく付形性に優れるとともに、ペーストを押し出す際の力も他の製品に比較して小さいところから、咬合面形態を付与する際などには使い勝手のよい製品である。その機械的性質および耐摩耗性も、先行品のMIフィル同様、ユニバーサルタイプのコンポジットレジンと比較しても遜色ないところから、臼歯部での応用も可能である。
　また、150 nmのバリウムガラスを高密度に充填することで、良好な研磨性とともに、長期間維持する艶を有しており、審美性に優れる点からも信頼のおけるフロアブルレジンといえる。

スポットイット®
Spot It®
DIRECTA

髙垣智博 Tomohiro TAKAGAKI
東京医科歯科大学大学院　医歯学総合研究科
口腔機能再構築学講座　う蝕制御学分野

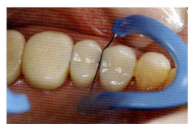

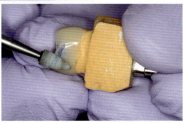

　鏡面研磨されたセラミック修復物は、口腔内試適時に唾液によって非常に滑りやすく、ヒヤリとした経験のある先生も多いのではないだろうか。
　スポットイット®は、スウェーデンの若手女性歯科医師のアイデアから生まれた製品で、いわゆる糸ようじの形態をしており、フロス部に青色の顔料が含まれている。コンタクトを通過させると、強く接触している部分に青色が印記され、調整部が明確にわかりやすくなっている。到達性の悪い臼歯部において、セラミック修復物のコンタクト調整を安全に行えて、模型上で咬合紙を用いたコンタクト調整よりも、再現性の高い調整ができるため、安心して試適調整を実施できる。

接着臨床 私のオススメ「逸品」紹介

3M リライエックス™ ユニセム2オートミックス
スリーエム ジャパン

松本和久 *Kazuhisa MATSUMOTO*
北海道・松本デンタルオフィス

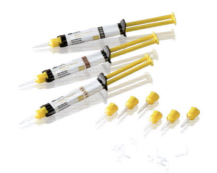

　セルフアドヒーシブタイプの接着性レジンセメントである。従来は煩雑であった接着のステップを簡略化でき、補綴物接着時のさまざまなエラーを回避できる優れたセメントである。そのおもな特徴を下記に記す。
①セルフアドヒーシブセメントである
　ガラスセラミックスに対してはシラン処理が必要であるが、ジルコニア・メタル・レジンなどに前処理なしで使用できるため、臨床的に優れている。また、生活歯においては術後疼痛が少ない特徴がある。
②オートミックスタイプである
　従来の練和の手間がなく、術者によるばらつきを防ぐことができ、つねに一定の稠度が得られる。また、ミキシングチップが3種類用意されており、補綴物形態に合わせて選択でき、エンド用のチップを使用することでファイバーポストの接着も可能である。
③余剰セメントの除去が容易
　補綴物装着時、余剰セメントが流れずに一塊の状態で留まっており、除去が容易である。練和開始から3分後、あるいは2秒の光照射により、余剰セメントの除去ができる。

マイクロラックスⅡ
モリタ

吉川一志 *Kazushi YOSHIKAWA*
大阪歯科大学　歯科保存学講座

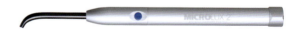

　P.26で筆者が担当した成人のエナメル質の微細亀裂（エナメルクラック）へのエナメルコーティングを行い、エナメルクラックによる知覚過敏症状を軽減するためには、どこにエナメルクラックが存在するかを把握しなければならない。
　エナメルクラックの診査方法として、近年では、歯科用マイクロスコープ、歯科用CBCTなどの普及により、エナメルクラックの診査精度は向上しているが、最初に口腔内のエナメルクラックの診査を行うのは、視診・触診が中心となる。その際有用なのが、透照診に適した照度を有する照射器・マイクロラックスⅡである。高輝度のLEDライトが使われていることと、部位に応じて使い分けるさまざまな先端形状が用意されているので、亀裂や破折の観察が容易に行える。

TNG 咬合紙ホルダー
モリタ

田上直美 *Naomi TANOUE*
長崎大学病院　特殊歯科総合治療部

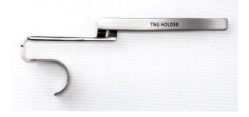

　前装冠の補修部分には、補修前より小さな応力が作用するように配慮される。したがって、補修の際には咬合調整が必須である。
　本咬合紙ホルダーは舌圧子が一体化しており、舌や唾液の影響を受けることなく咬合を確認できる。肥満や全身疾患による舌肥大、あるいはオーラルディスキネジアのような不随意運動により咬合確認が困難な症例でとくに有用である。
　TNGはtongueの略であるが、Tanoue Naomi Generatedの略でもある。

ダーマダム® ノンラテックス
ウルトラデント

天川由美子 *Yumiko AMAKAWA*
東京都・天川デンタルオフィス外苑前

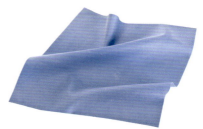

　ラバーダムは、歯内療法では必須のものと捉えられているが、接着においてはどうであろう。接着操作で一番重要なのは防湿である。ほとんどの接着材は、余剰な水分によって接着力が低下する。よって、接着操作においてはラバーダム装着が望ましい。ダイレクトボンディング、ファイバーポストコア、旧修復物を除去した後のベース、セラミック修復のセメンテーション時、すべての処置でより高い接着力を発揮させるために有効である。
　ウルトラデントのダーマダム®は、ノンラテックス仕様のラバーダムで丈夫さと柔軟性を有している。筆者は、とくに複数歯にわたりラバーダム装着を行う際に使用している。一度ラバーダム防湿下で処置を行うと、簡易防湿がいかに危険なものかを痛感する。皆様も是非、ラバーダム防湿下で接着臨床を行ってみてください！

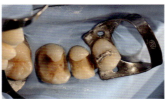
◀術前

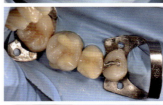
◀術中

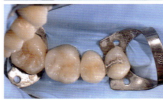
◀術後

接着臨床 私のオススメ「逸品」紹介

ZOO
APT

峯 篤史 Atushi MINE
大阪大学大学院歯学研究科　口腔科学専攻
顎口腔機能再建学講座　クラウンブリッジ補綴学分野

　ZOOは、バキュームに接続して処理歯の頬側舌側（口蓋側）にチューブ（先端に22ないし26個の小孔あり）を挟み込むように設置することにより、頬粘膜・舌から隔離することができる歯科用防湿器具である。処置歯の周囲の唾液・滲出液（図1）・血液（図2）や呼気を吸引し、乾燥・防湿状態を維持できる。
　装着後すぐに口腔内の湿度をラバーダムと同等の湿度50～55％まで低下させることができる。また、バネが開口状態を維持するので、患者の開口維持の負担も軽減される（図3）という副次的効果もある。ラバーダム防湿の困難（図4）な症例や、ラテックスアレルギーを有する患者、補綴装置の装着などでの使用が勧められる。
　さらに、バキュームを保持するアシスタントが不在の場合も重宝するというメリットがある。

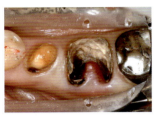
図❶　根管内への滲出液の流入を防ぐことができる

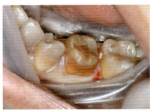
図❷　６７間の刺入点からの出血をZOOにて吸引

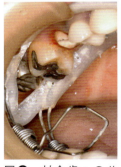
図❸　対合歯へのサポートがあるため、開口維持も楽になる

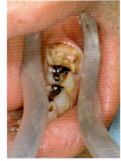
図❹　頬粘膜と舌を排除し、最後臼歯を処置できる

エナックチップ SC ポイント 4
長田電機工業

中村光一 Koichi NAKAMURA
北海道大学大学院歯学研究院　口腔機能学分野
小児・障害者歯科学教室

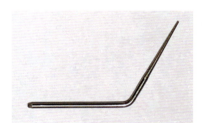

　ロビンソンブラシのみでは清掃することができない小窩裂溝の清掃に最適である。そもそもロビンソンブラシのみで清掃することができる小窩裂溝であればシーラントを行う必要もないかと思うが……。

　ラバーダム防湿によってしっかり防湿した後に、エナックッチップ SC ポイント4 を使用して可能な限り歯面をきれいにする。超音波スケーラーによる清掃後、次亜塩素酸ナトリウムを使用して有機質を除去。さらに歯面をきれいにし、歯面処理後、シーラントを塡塞する。

1mL シリンジ
ニプロ

ニシカルートクリンニードル 23G
日本歯科薬品

眞坂こづえ Kozue MASAKA
東京都・眞坂歯科医院

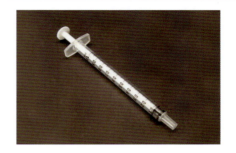

　スーパーボンドの操作時間を飛躍的に短縮してくれる逸品である。
　i-TFC支台築造やスーパーボンド根管充填が、あっという間にこなせる。ロックつきシリンジもあるので、針の脱落を心配される方はそちらを導入するとよいだろう。粘稠度が高いとスーパーボンド液が針を通らないため、低稠度の混和ラジオペークポリマー液と一緒に使用する。スーパーボンドパックの際は、頬舌側の歯面処理後（隣接面のボンドが除去しやすいように、隣接面を避けて部分的に歯面処理）、クイックモノマー液8滴：キャタリスト2滴、混和ラジオペークポリマー液大1杯で、稠度が最適になるタイミングをみて歯に適用する。
　シリンジ・ニードルともに100本入りでそれぞれ2,500円前後、1回50円の安価な投資で、治療レベルが格段に上がるため、是非導入をお勧めする。

ウォッシャブルセップ
サンメディカル

川口智弘 Tomohiro KAWAGUCHI
福岡歯科大学　咬合修復学講座　有床義歯学分野

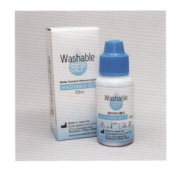

　接着性レジンセメントを用いて歯冠補綴物の装着をする際に、余剰セメントの分離剤として便利な材料である。歯間乳頭部やブリッジのポンティック基底面に付着した余剰セメントを、簡単に、取り残しがなく除去できる。
①適度な粘性があるため、マージンに近い部位でも薄く塗布できる。
②水色の色調を有しているので、塗った部位が視覚的に判別できる。また、重ね塗りすることで被膜が厚くなり、より高い分離効果が得られる。
③塗布後、エアブローにより乾燥できるので、ワセリンのようなヌルヌルした感じがない。そのため、補綴物をしっかり保持でき、補綴物を落下させる危険性が少なくなる。
④水溶性の分離剤なので、使用後スリーウェイシリンジで分離剤をきれいに水洗除去できる。とくにスーパーボンドなどの化学重合型の接着性レジンセメントを用いて補綴物を装着する場合には、欠かせない材料である。

接着臨床 私のオススメ「逸品」紹介

D-Light Pro
GC EUROPE N.V.

新谷明一 Akikazu Shinya
日本歯科大学生命歯学部　歯科補綴学第2講座
Department of Prosthetic Dentistry and Biomaterials Science,
Institute of Dentistry, University of Turku

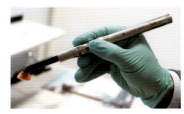
◀ D-Light Pro

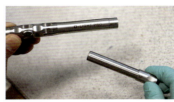
◀ パーツは簡単に取り外すことができる

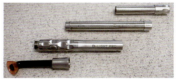
◀ それぞれ4つの部品から構成されている

　数年前から視力の低下に悩まされ、サプリメントを試したり、拡大鏡の倍率を上げたりとさまざまな悪あがきを画策している。老眼は明るいところも暗いところもよくは見えず、ましてや口腔内となるとその困難さはいうまでもない。さらに近年の歯科材料は審美性を考慮しているためか、どんどん歯冠色に近くなっており、余剰セメントは除去しづらく、再根管治療のレジンポスト除去などはほぼ拷問となる。

　そのような状況で、私が最近重宝している器具はジーシーヨーロッパから発売されているD-Light Proである。D-Light Proは軽量なコードレスタイプのLED光照射器で、4つのパーツに分解することができ、必要に応じて滅菌も可能である。また、調子が悪くなったら、パーツの交換で対応できるため、修理の必要がない。

　それぞれのパーツは金属で構成されており、剛性も高く使用感がよい。光の波長も400～405nmと460～465nmとのデュアルタイプであるため、どんな材料でも重合可能な優秀な照射器である。

　しかし、これだけではただの照射器であるため、私の眼にとまることはない。この照射器にはHigh（HP）、Low（LP）の重合モードの他に、Detection mode（DT）があり、UV領域付近の光だけを照射できる。そして、このDTモードで歯面を照射すると、取り残したコア用レジンや余剰セメント、感染象牙質までもが簡単に判別できる。光照射器に新しい機能が追加されたD-Light Proは、老化著しい私の臨床を安全で快適なものにしてくれる大切なアシスタントである（2018年4月現在、日本未発売）。

セラミックスボンド IK
ペントロンジャパン

北原信也 Nobuya KITAHARA
東京都・TEAM東京　ノブレストラティブデンタルオフィス

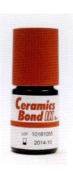

　4-META配合のγ-MPTS（シランカップリング剤）はガラス系セラミックス（とくにe.max）において高い接着強さを示す。これは、自身の研究から商品化されたものである。従来工業界においてシランカップリング剤は、熱もしくは酸を加えることで活性を促していたが、口腔内という環境下での加熱は不可能なため、現在は酸を加えることで活性を促している。臨床的にはセラミックスに塗布後、弱圧でエアーブローし、コンポジットレジン（レジンセメント）にて接着する。

LM アルテ
LM インスツルメント

保坂啓一 *Keiichi HOSAKA*
東京医科歯科大学大学院　医歯学総合研究科
口腔機能再構築学講座　う蝕制御学分野

　これらのインスツルメントは、ダイレクトレストレーション用として、シンプル・効率的・短時間の修復治療を可能にするためにデザインされている。
　いわゆる充塡器形状の〈アプリカ〉〈コンデンサー〉の他にも、裂溝の形態をつくる〈フィスラ〉、鎌形スケーラーのような形状で、わずかに溢出したコンポジットレジンを、硬化前・硬化後に除去

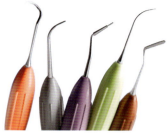

▲ LM Arte（LM インスツルメント社）左から、エクセソ、コンデンサー、ミスラ、フィスラ、アプリカ

する〈エクセソ〉、硬化前のレイヤリングの厚みを規定する〈ミスラ〉がラインナップされている。どのインスツルメントもしなやかな弾力があり、刃部とハンドルとの角度が絶妙で、繊細なタッチが可能になる。フロアブルレジンを多く使う先生には〈フィスラ〉が重宝するだろう。

Composi-Tight® 3D Fusion™ Sectional Matrix System
Garrison Dental Solutions

中村昇司 *Shoji NAKAMURA*
東京都・八重洲歯科診療所

　マトリックスシステムは、2級窩洞に対するCR充塡の際に用いられることが多い。しかし筆者は、審美材料を用いて作製されたインレー修復時にも応用している。
　窩洞形成前にマトリックスバンドを隣接面へ挿入して窩洞形成を行うことで、ダイヤモンドポイントによる隣在歯の損傷を防ぐことが可能となる。
　Composi-Tight® Fusion™ Matrix System（以下、CTF）のマトリックスバンドは金属製であるため、穿孔した場合、露見する歯質が認識しや

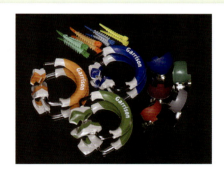

すく、バーによる損傷のリスクを軽減できる。
　また、インレー接着時においても、金属製マトリックスバンドと把持部がシリコーン製の3Dリテーナー、ならびにシリコーン製フュージョンウェッジを使用することで、歯質との高い密着性が得られ、レジンセメントの窩洞外逸出を防ぐことができる。
　CTFは、接着性修復治療において隣在歯の保護とレジンセメントの窩洞外逸出などを予防できるお勧めの逸品といえる。

接着臨床 私のオススメ「逸品」紹介

酸化アルミナ（50ミクロン）
ゼスト

山﨑 治 *Osamu YAMAZAKI*
東京都・原宿デンタルオフィス

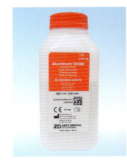
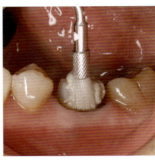

　本編でも述べたが、セラミックワークの接着操作をより確実にするには、被着体の清掃をしっかりと行うことが重要なポイントである。被着体も、歯質、レジン、貴金属などさまざまで、対応するプライマーも各種あるが、どの被着体でもやはり接着前に汚染物質は可及的に除去すべきである。
　清掃は機械的清掃と化学的清掃に大別されるが、臨床的には、各被着体にも対応できる機械的清掃が簡便で効果的であろう。そのなかで、筆者が行っている機械的清掃は、酸化アルミナ粒子を水で溶いてスケーラーブラシで清掃する方法である。この方法は、マイクロエッチャーなどの特別な機器は必要ない。歯科医院に普及率の高いエアスケーラーにブラシを装着し、アルミナ粒子を介在させて被着体の清掃を行うため、コストを含めて比較的導入しやすい方法である。

トクヤマCR充填器GDS フロアブルアート
トクヤマデンタル

前野雅彦 *Masahiko MAENO*
日本歯科大学生命歯学部　接着歯科学講座

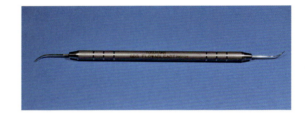

　筆者が担当した"レジンコーティング"の項目でも簡単に言及したが、フロアブルレジンを使用したい分量だけ窩洞に塗布する行為は、案外難しい。アプリケーションシリンジから直接注入すると「糸曳き」部分の意図しない部位への付着が生じ得る。また、通常の探針などで窩洞に移送しようにも、フローのよいレジンであるほど針先から滑り落ちてしまい、採取が困難である。
　本製品の場合、チップの先端が小さな球体状に加工されており、低粘度の材料を採取・移送するのが容易である。また、もう一方の先端は鋭利な探針となっており、窩洞から逸脱したボンディング材や充填材料を触知するのに適している。これがなければ診療行為が成り立たない、というタイプのツールではないが、痒い所に手が届く製品として、筆者の臨床において活躍している。

マイクロエッチャーⅡA
モリムラ

酸化アルミナ（50ミクロン）
ゼスト

須崎 明 *Akira SUZAKI*
愛知県・ぱんだ歯科

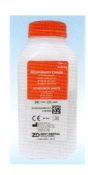
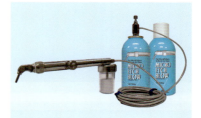

　補修修復（リペア）において、被着面の機械的清掃は重要となる。チェアーサイドにて手軽にサンドブラストが可能なマイクロエッチャーⅡAと粒径50μmの酸化アルミナは有用性が高い。

マイクロエッチャーⅡ A
モリムラ

南 弘之 *Hiroyuki MINAMI*
鹿児島大学学術研究院医歯学域歯学系
大学院医歯学総合研究科　先進治療科学専攻
顎顔面機能再建学講座　咬合機能補綴学分野

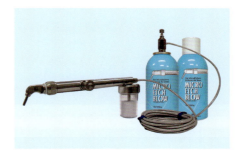

　接着を応用した歯科治療を行うにあたっては、被着面のアルミナブラスト処理は必須である。技工室で使用する「据置き型」や、診療室でチェアーユニットに接続する「ユニット接続型」があるが、どこにでも移動できるポータブルタイプとして「ボンベ型」がある。圧縮空気をボンベから供給するもので、訪問診療に携行するのにも便利である。もちろん、口腔内への適用も容易である。

Winsor & Newton series 7: No. 1
Winsor & Newton

猪越正直 *Masanao INOKOSHI*
東京医科歯科大学大学院　医歯学総合研究科　高齢者歯科学分野

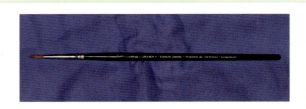

　水彩用筆であるが、プロビジョナルレストレーションの修正に使用している。本製品は、常温重合レジンとの馴染みが大変よく、毛先が細いため、プロビジョナルレストレーションのマージン部における細かい修正や、破折時の修理など、常温重合レジンを取り扱う際に使用している。画材屋やAmazonなどのインターネット通信販売でも購入可能である。

接着臨床 **私のオススメ「逸品」紹介**

MiniDam
DMG

二瓶智太郎 *Tomotaro NIHEI*
神奈川歯科大学　大学院歯学研究科
口腔科学講座　クリニカル・バイオマテリアル学分野

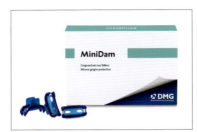
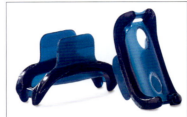
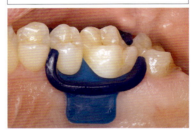

　1歯あるいは2歯のコンポジットレジン充塡の接着を行う場合に、写真のMiniDam（DMG製、販売はヨシダ）を使用することが多い。通常のラバーダム防湿のほうが防湿効果は高いが、咬合面や裂溝、隣接部の小さなう蝕を除去し、コンポジットレジンで充塡する際には、局所ではあるが接着阻害因子となる唾液、血液や歯肉溝滲出液の排除が可能である。また、装着した患者に感想を求めると、通常のラバーダムとは比べようにもなく楽であるとのこと。現在、3つのホールが開いたものを試案中とのことである。

ステップライト SL-1
ジーシー

三輪武人 *Taketo MIWA*
協和デンタル・ラボラトリー

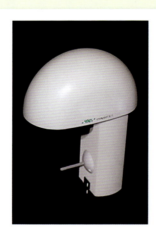

　卓上タイプで、セメントを半硬化させる際に、模型とインスルメントを持った状態でもレバー1つで手軽に光照射を行うことができるすぐれもの。レジンを築盛する際にも使用している、必要不可欠なアイテムである。

ジルコンブライト
Dental Ventures of America

柵木寿男 *Toshio MASEKI*
日本歯科大学生命歯学部　接着歯科学講座

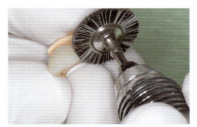
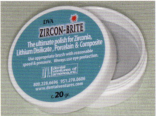

　現行の歯冠色修復物は、すべからく「硬い」素材となっている。カーボランダムポイントなどを用いた後の粗造面を、効率的に艶出しさせることは重要であるが、必然的に最終研磨時に苦労が伴うことも多い。本製品は、旧知の歯科技工士に教えていただいたのだが、試してみると、ハイブリッドセラミックス、ケイ酸リチウム系などのセラミックスはいうに及ばず、ジルコニアも容易に艶が得られ、また口腔内における直接使用も可能となっている。

　特徴としては、アルミナ、ダイヤモンドなど砥粒の絶妙な配合、基材の粘性がバランスよく組み合わされていることが挙げられる。使用時には、極微少量をロビンソンブラシ、フェルトコーンなどに付着させ、低速回転を保つことが要点であることを附記しておく。

Hu-Friedy エキスプローラー（探針）3A
ヒューフレディ

小峰　太 *Futoshi KOMINE*
日本大学歯学部　歯科補綴学第Ⅲ講座

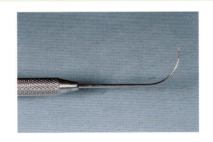

　歯冠補綴装置をレジン系材料を用いて装着した際に、余剰なレジン系装着材料が完全硬化してしまうと、除去するのが非常に困難である。とくに歯肉縁下などにレジン系装着材料が残余、完全硬化すると、その部位に歯肉炎症を引き起こす。余剰な装着材料の除去に、Hu-Friedy エキスプローラー（探針）3A を用いることで、細かな部分まで対応が可能である。余剰な装着材料除去以外にも、補綴装置の適合検査あるいは根面の状態の評価などにも利用でき、臨床において非常に便利で、優れた器具である。

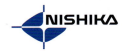

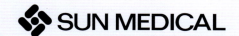

CAD/CAM冠装着に適した
スーパーボンドの新セット!

2017年12月1日より 下顎6番 CAD/CAM冠 保険収載!
上下顎両側の第二大臼歯が全て残存し、左右の咬合支持がある患者に対し、過度な咬合圧が加わらない場合などにおいて下顎第一大臼歯に使用する場合に算定できる。

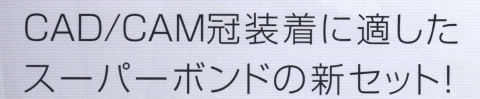

スーパーボンド CAD/CAM冠セット

標準価格 ¥24,800

クイックモノマー液	1本(10mL)
キャタリストV	1本(0.7mL)
ポリマー粉末混和ティースカラー	1個(3g)
ティースプライマー	1本(3mL)
スーパーボンドPZプライマー A液	1本(1mL)
スーパーボンドPZプライマー B液	1本(1mL)
スポンジ(L・S)	1箱
計量スプーン Standard	1本
ダッペンスタンド(3穴)	1個
ディスポダッペンカップ	20枚
ディスポ用筆柄(曲)	1本
ディスポチップ混和(青)	2ケース(各10本入り)

CAD/CAM冠やセラミックス系修復物の接着に必要な材料が1セットに!

スーパーボンドの高い接着強さと衝撃吸収性でCAD/CAM冠やセラミックス系修復物の脱離・破折を防ぎます。

ポリマー粉末 混和ティースカラー
混和法専用のポリマー粉末。ダッペンの冷却なしでも余裕の操作時間!

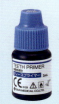
歯面処理材 ティースプライマー
エナメル質・象牙質兼用のセルフエッチングプライマー!

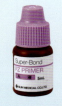
歯科セラミックス用接着材料 スーパーボンド PZプライマー
高い接着力と耐久性を引き出すCAD/CAM冠用のプライマー!

歯科接着用レジンセメント スーパーボンド (管理医療機器) 医療機器認証番号 221AABZX00115000 歯面処理材 ティースプライマー (管理医療機器) 医療機器認証番号 222AFBZX00100000
歯科セラミックス用接着材料 スーパーボンド PZプライマー (管理医療機器) 医療機器認証番号 224AFBZX00102000
●ご使用に際しては、必ず製品添付の「添付文書」をお読みの上、正しくお使いください。●製品の仕様、デザインにつきましては予告なく変更になることがあります。●掲載の色調は印刷のため実物とは異なります。●標準価格・表示記載は2018年2月21日現在のものです。価格に消費税は含まれておりません。

■製造販売 **サンメディカル株式会社**
本 社/〒524-0044 滋賀県守山市古高町571-2 ☎077(582)9980

■発売 **株式会社モリタ**
大阪本社/〒564-8650 大阪府吹田市垂水町3-33-18 ☎06-6380-2525 東京本社/〒110-8513 東京都台東区上野2-11-15 ☎03-3834-6161
お客様相談センター フリーダイヤル 0800-222-8020 (医療従事者様専用)

スーパーボンドの情報がご覧いただけます。
www.sunmedical.co.jp 「サンメディカル」検索
フリーダイヤル 0120-418-303 (FAX共通) 電話受付時間 月～金(祝日を除く) 午前9:00～午後5:30

スマートフォンからのアクセスはコチラ→

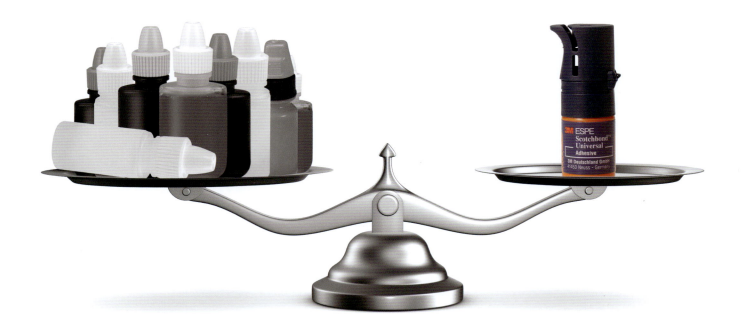

日常の診療をシンプルにしませんか？

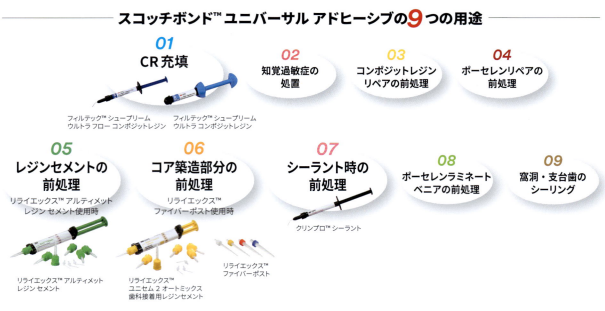

※イラストはイメージです。

販売名：スコッチボンド ユニバーサル アドヒーシブ　認証番号：224AKBZX00054000　／　販売名：フィルテック シュープリーム ウルトラ フロー コンポジットレジン　認証番号：222AKBZX00110000
販売名：フィルテック シュープリーム ウルトラ コンポジットレジン　認証番号：221AKBZX00174000　／　販売名：リライエックス アルティメット レジン セメント　認証番号：225AKBZX00136000
販売名：リライエックス ファイバーポスト　認証番号：228AKBZX00013000　／　販売名：リライエックス ユニセム 2 オートミックス　認証番号：223AKBZX00006000　／　販売名：クリンプロ シーラント　認証番号：222AKBZX00098000
3M、スコッチボンド、フィルテック、リライエックス、クリンプロは、3M社の商標です。

スリーエム ジャパン株式会社　ヘルスケアカンパニー　歯科用製品事業部
当事業部取扱製品のお問い合わせは、3M コールセンターへ（フリーダイヤル）**0120-332-329**
※受付時間／9:00～17:00 月～金（土・日・祝を除く）※フリーダイヤルが繋がらない場合は、03-6409-3157をご利用ください。
Please Recycle. Printed in Japan. © 3M 2018. All Rights Reserved.

詳しい情報は、3M 歯科用製品ホームページへ
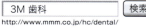
http://www.mmm.co.jp/hc/dental/

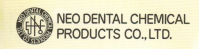

天然歯本来の歯面を

ノンフッ素歯面クリーニング

各種歯面処置前のクリーニングにご使用いただくことにより、天然歯本来の歯面を提供し、処置の効果を最大限発揮しうる環境を整えるプロケア用のペーストです。

Renewal

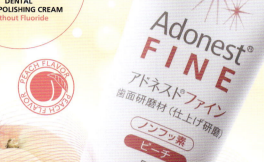

- ☐ ホワイトニング前のクリーニングに
- ☐ 補綴物装着前の清掃に
- ☐ 矯正用のブラケット装着前に

製造販売業者

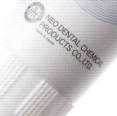
ネオ製薬工業株式会社

〒150-0012 東京都渋谷区広尾3丁目1番3号
Tel. 03-3400-3768(代) Fax. 03-3499-0613

お問い合わせ ☎ 0120-07-3768

アドネスト® ファイン
歯面研磨材（仕上げ研磨）

ノンフッ素
ピーチフレーバー

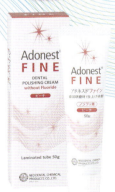

■ 仕上げ研磨材（一般的名称：歯面研磨材）
■ 一般医療機器
医療機器届出番号 13B1X00154000022
■ 包装：50g ■ 標準価格：1,700円

アドネスト® コース
歯面研磨材（粗研磨）

ノンフッ素
ライチフレーバー

■ 粗研磨材（一般的名称：歯面研磨材）
■ 一般医療機器
医療機器届出番号 13B1X00154000023
■ 包装：50g ■ 標準価格：1,700円

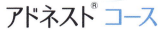
※ご使用の際には取扱説明書をよく読んでお使いください。

CAF1804

聞くに聞けない 歯周病治療 100

[総監修] 若林健史（東京都開業）
[監　修] 小方頼昌（日大松戸歯学部）
[編集委員] 鎌田征之（東京都開業）　稲垣伸彦（東京都開業）

「聞かぬは一生の恥」とならないための100項目を60名が解説！

医療従事者が自信なく診療にあたっていては、患者を快方に向かわせるどころか、病態の悪化、あるいは新たな医原性のトラブルを惹起する事態にもなりかねない。本書は、歯科疾患のなかでとりわけ罹患率の高い歯周病を取り上げ、いまさら知らない、教えてほしいとはなかなかいえない初歩的なことから、全身疾患との関連などの応用まで、多岐にわたる100項目をおよそ60名の執筆者が端的にまとめて解説！歯科医師にも歯科衛生士にもうれしい一冊。

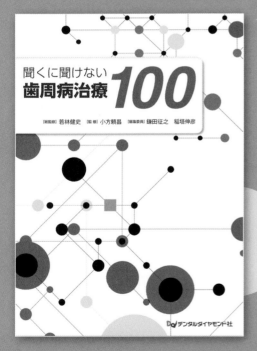

A4判・176頁
オールカラー
本体8,500円＋税

Contents

1章　解剖・組織
● 付着とは何か？ その種類は？ ● 歯肉退縮の種類　他

2章　診査・診断
● 初診時の診査項目　● プロービングはなぜ必要か　他

3章　歯周基本治療
● 患者に合わせたTBIのコツ　● 電動歯ブラシを好む患者への指導
● 歯石はいつ取るのか　● 自然挺出の促し方
● LOTによる骨欠損の改善　● 治療用義歯を用いた咬合の安定確保　他

4章　再評価
● 再評価で何をみるのか　● 再評価時に変化がない場合、どう対応するか　他

5章　歯周外科
● 歯周外科で何を治せるのか　● 骨整形と骨切除
● 根面被覆　● 歯周外科後の歯周パックは必要か
● 歯周外科直後の注意事項　● 抜糸のタイミング　他

6章　メインテナンス・SPT
● メインテナンスで何をみるのか　● メインテナンスとSPTの違い
● 患者の心を動かすことの大切さを実感した症例　他

7章　全身疾患など
● 治りが悪い患者への歯周治療　● 血が止まりにくい患者への歯周治療　他

株式会社 デンタルダイヤモンド社
〒113-0033　東京都文京区本郷3丁目2番15号
TEL 03-6801-5810(代) / FAX 03-6801-5009
URL : http://www.dental-diamond.co.jp/

歯科医院の イライラによく効く アンガーマネジメント

誰でもすぐにできる48のメソッド

浅野弥生（歯科衛生士）

歯科初！豊富なイラストで読みやすい
"怒り"の感情をうまく扱うための入門＆実践書！

歯科医院のあらゆる場面に蔓延している「イライラ」。どうすれば怒りの感情に振り回されないのか、悩んでいる方は多いのでは？ 本書では、怒りの原因を知り、それをコントロールするための仕組み、すぐにできるテクニックを解説＆紹介。そして、歯科医院でよく起こるイライラにどう対応すればよいのか、具体的な方法も提示しています。イライラやムカムカといったストレスに、よく効きます。（自分の怒りタイプがわかる「アンガーマネジメント診断」収載）

B5判変型・120頁・オールカラー
本体3,200円＋税

CONTENTS

- **1章** アンガーマネジメントとは？
- **2章** 「怒り」のメカニズム
- **3章** 自分の怒りのタイプを知ろう
- **4章** ソリューションフォーカスアプローチ
- **5章** アンガーマネジメントに基づいた叱り方
- **6章** 怒らない伝え方
- **7章** アンガーマネジメント簡単テクニック
- **8章** 歯科医院で起こるイライラへの対応
  - ●いつも遅刻をする患者さんへの対応
  - ●話が長く治療が進まない患者さんへの対応
  - ●悪口を言うスタッフへの対応
  - ●LINEやSNSでのやり取りを苦痛に感じるときの対応
  - ●注意すると、ふてくされるスタッフへの対応
  - ●言いわけばかりで謝らないスタッフへの対応
  - ●スタッフに八つ当たりする院長への対応
  - ●子どもが泣きわめき、言うことを聞かないときの対応　他

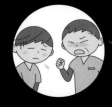

こんな方・歯科医院におすすめ！

◆ イライラが充満し、院内の雰囲気が悪い（スタッフの離職率が高い）
◆ 些細なことでイライラする（スタッフとうまくコミュニケーションがとれない）
◆ ムカつくことがあっても我慢してしまう（イライラが爆発し、キレてしまう）
◆ 院長と言い合いの喧嘩をしてしまう（意思疎通がとれず、診療がスムーズに進まない）
◆ 嫌いなスタッフがいて、仕事が楽しくない（仕事を辞めたい）

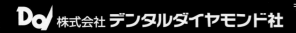

〒113-0033　東京都文京区本郷3丁目2番15号
TEL 03-6801-5810（代）／FAX 03-6801-5009
URL：http://www.dental-diamond.co.jp/

株式会社デンタルダイヤモンド社

歯科臨床ビジュアライズ
教科書にはない臨床家の本道

阿部 修　東京都・平和歯科医院

**真に進むべき道なき道を歩む
臨床家の手仕事を、迫力の写真で展開！**

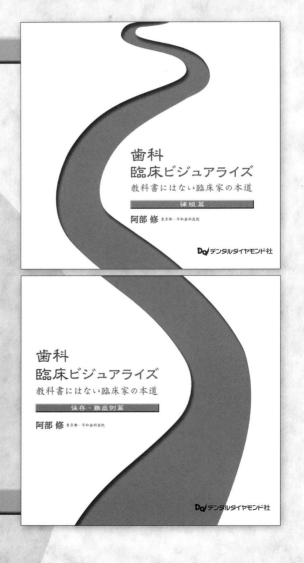

補綴篇

A4判変型・144頁・オールカラー
本体7,000円＋税

歯内療法に明るいイメージが定着している著者は、あくまでも「総合診療医」という立場から、歯内療法の質を高めるためにできることを探り、検証してきたという。う蝕や歯周病、クラウン・ブリッジ、総義歯、小矯正、口腔外科など、あらゆる治療を日々行っている注目の臨床家・阿部 修の手仕事を、「補綴」、「保存」、「難症例」の切り口で構成し、それぞれの勘どころを「Master Point」としてまとめた。いままでにない迫力のある歯科臨床ピクチャーブック！

A4判変型・136頁・オールカラー
本体7,000円＋税

保存・難症例篇

株式会社 デンタルダイヤモンド社
〒113-0033　東京都文京区本郷3丁目2番15号
TEL 03-6801-5810(代) / FAX 03-6801-5009
URL : http://www.dental-diamond.co.jp/

DENTAL DIAMOND 増刊号

失敗しない
オールセラミック
修復のために

これからのチェアサイド CAD/CAM 診療ガイド

[編集委員]
草間幸夫（東京都・西新宿歯科クリニック）・武末秀剛（東京都・西池袋TKデンタルクリニック）
佐々木英隆（東京都・エスデンタルオフィス）

デジタルデンティストリーの"いま"と"これから"がわかる！

近年、口腔内スキャナーやチェアサイドCAD/CAMシステムは長足の進歩を遂げ、急速に普及しているが、変化の早さに戸惑うドクターも少なくない。そこで、デジタルデンティストリーに関する本物の知識と、豊富な経験をもつ執筆者が集結。本書は、「歯科のデジタル化に興味がある」「時代に置いていかれないか不安だ」「どこから手をつければよいのか……」といったドクターの声に応えた、"真のデジタルデンティストリーの世界"に導く一冊である。

A4判変型・180頁・オールカラー
本体5,400円＋税

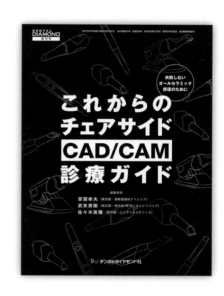

CONTENTS

第1章　知っておきたいチェアサイドCAD/CAMの基礎
- 歯科用チェアサイドCAD/CAM（Intra Oral Scanner）の現状
- 口腔内スキャナーの概要・種類
- 加工機の概要・種類
- CAD/CAMシステム導入にあたって
- マテリアル

第2章　実践に必要な知識と技術
- オールセラミックの診査・診断
- オールセラミックの形成前処置
- CAD/CAMオールセラミックの形成
- 口腔内スキャナーの撮影法
- オールセラミックのシェードテイキング　他

第3章　チェアサイドCAD/CAMの基本4症例
- インレー
- 臼歯部修復
- 前歯部クラウン
- 前歯部ベニヤ

第4章　ワンランク上を目指すために
- チェアサイドステインテクニック
- テンポラリークラウン用アクリルブロックの使い方
- 臼歯部ブリッジ
- 前歯部ブリッジ
- インプラントサージカルガイド＆アバットメントの設計
- 今後のCAD/CAM診療におけるトレンド

株式会社 デンタルダイヤモンド社
〒113-0033　東京都文京区本郷3丁目2番15号
TEL 03-6801-5810（代）/ FAX 03-6801-5009
URL : http://www.dental-diamond.co.jp/

● 編集委員略歴

柵木寿男（ませき としお）

1989 年	日本歯科大学歯学部卒業
1993 年	日本歯科大学大学院　歯学研究科修了
1996 年	日本歯科大学歯学部　歯科保存学教室第 2 講座助手
2000 年	日本歯科大学歯学部　歯科保存学教室第 2 講座講師
2005 年	日本歯科大学東京短期大学　歯科技工学科助教授
2008 年	日本歯科大学東京短期大学　歯科技工学科教授
2009 年	日本歯科大学生命歯学部　歯科保存学講座准教授
2012 年	日本歯科大学生命歯学部　接着歯科学講座准教授

現在に至る

日本歯科保存学会　専門医・指導医
日本接着歯学会　認定医
日本歯科審美学会　認定医

小峰 太（こみね ふとし）

1991 年	日本大学歯学部　卒業
1995 年	日本大学大学院歯学研究科修了
1996 年	日本大学助手
2002〜2004 年	フライブルグ大学（ドイツ）Visiting assistant professor
2007 年	日本大学助教
2010〜2016 年	日本大学専任講師
2016 年	日本大学准教授（歯学部歯科補綴学第 III 講座）

現在に至る

日本補綴歯科学会　指導医．専門医
日本接着歯学会　認定医
日本口腔インプラント学会　専門医
日本歯科審美学会　認定医

DENTAL DIAMOND 増刊号

もう悩まない！ 時代が求める接着臨床

発 行 日──2018 年 7 月 1 日　通巻第 636 号
編集委員──柵木寿男｜小峰 太
発 行 人──濵野 優
発 行 所──株式会社デンタルダイヤモンド社
　　　　　　〒 113-0033
　　　　　　東京都文京区本郷 3-2-15　新興ビル
　　　　　　TEL　03-6801-5810 ㈹
　　　　　　https://www.dental-diamond.co.jp/
　　　　　　振替口座　00160-3-10768
印 刷 所──株式会社エス・ケイ・ジェイ

・ 本書の複製権・翻訳権・上映権・譲渡権・公衆送信権（送信可能化権を含む）は㈱デンタルダイヤモンド社が保有します。
・ <JCOPY ㈳出版者著作権管理機構 委託出版物>
　本書の無断複写は著作権法上での例外を除き禁じられています。複写される場合は、そのつど事前に、㈳出版者著作権
　管理機構（電話 03-3513-6969、FAX 03-3513-6979、e-mail : info@jcopy.or.jp）の許諾を得てください。